# 零焦虑

### 比瑜伽和冥想更轻松的情绪能量疗法

[美]艾米·谢尔——著

胡妮 徐筱秋 陈媛——译

U0247455

金城出版社
GOLD WALL PRESS

中国·北京

图书在版编目（CIP）数据

零焦虑：比瑜伽和冥想更轻松的情绪能量疗法 /
（美）艾米·谢尔著；胡妮，徐筱秋，陈媛译 . — 北京：
金城出版社有限公司，2021.1
书名原文：How to Heal Yourself from Anxiety When No One Else Can
ISBN 978-7-5155-2087-2

Ⅰ. ①零… Ⅱ. ①艾… ①胡… ③徐… ④陈… Ⅲ.
①焦虑－精神疗法－通俗读物 Ⅳ. ① R749.7-49

中国版本图书馆 CIP 数据核字 (2020) 第 220910 号

**零焦虑：比瑜伽和冥想更轻松的情绪能量疗法**

| | |
|---|---|
| **著　　者** | ［美］艾米·谢尔 |
| **译　　者** | 胡妮　徐筱秋　陈媛 |
| **责任编辑** | 李轶武 |
| **责任校对** | 岳　伟 |
| **责任印制** | 李仕杰 |
| **开　　本** | 880 毫米 ×1230 毫米 1/32 |
| **印　　张** | 7.75 |
| **字　　数** | 190 千字 |
| **版　　次** | 2021 年 1 月第 1 版 |
| **印　　次** | 2021 年 1 月第 1 次印刷 |
| **印　　刷** | 天津旭丰源印刷有限公司 |
| **书　　号** | ISBN 978-7-5155-2087-2 |
| **定　　价** | 49.80 元 |

| | |
|---|---|
| **出版发行** | **金城出版社有限公司** 北京市朝阳区利泽东二路 3 号 邮编：100102 |
| **发 行 部** | (010) 84254364 |
| **编 辑 部** | (010) 64391966 |
| **总 编 室** | (010) 64228516 |
| **网　　址** | http://www.jccb.com.cn |
| **电子邮箱** | jinchengchuban@163.com |
| **法律顾问** | 北京市安理律师事务所 18911105819 |

**致我的爱人**

———

是你的爱和超能力，鼓励我成为最好和最平静的自己。

即使水星逆行，我的爱，也不变。

我爱你直到天荒地老。

# 致谢

---

　　谢谢你们，我亲爱的、给我奇迹、给我欢乐的家人，你们就是我的一切。尤其是我的妈妈，您总是和我一起编故事，一起开怀大笑。

　　感谢我的出版经纪人，史蒂夫·哈里斯。谢谢你，你一直都是最有才华的、最善良的一流经纪人。是你让我梦想成真，我的这些作品因你才得以问世，我将永远感激你。

　　感谢卢埃林出版公司的团队成员：安吉拉·威克斯——我最出色的编辑——谢谢你帮助我，让我提出的每一个想法都变得更好。你是最棒的！感谢安德里亚·内夫，感谢你带领我疯狂冲向终点线。如果没有你，这本书就不会是现在的样子。感谢凯特·桑伯恩，感谢你的热情与合作，让这些文字可以送到我亲爱的读者手中。

　　感谢萨拉·迪韦罗：我们过去一直在一起，现在仍然在一起，将来也永远在一起，我们一定会的。

　　感谢纳丁·奈特曼·塞莫劳：感谢你和我们一直保持短信沟通！因为那一声声的"哔哔"，连恶作剧都是如此有趣。

　　感谢凯特·克尔-克莱门森：每个作家都需要一个"凯特"。真不知道我怎么就这么幸运！谢谢你！

# 目录

———

contents

## 引　言　开启焦虑自愈的重要指南

# 第一部分
# 我的焦虑自愈法

第三章 ⋮ **潜意识的作用**

**第二部分**
# 现在开启治愈

第四章 ⋮ **平静下来，重新训练身体的能量模式**

**第三部分**
# 解决焦虑的根源

# 附 录 ： **叩击情况说明**

# 练习和技法列表

——

下面是你将在本书中学习的一些练习和技法。如果你正在寻找某种特定的实践方法，此列表将为你提供简单的参考。

| 第一章 | 为治愈打下坚实的基础：<br>※ 接地练习<br>※ 眼周交叉按摩练习<br>※ 胸腺叩击练习 |
|---|---|
| 第三章 | 进入潜意识：<br>※ 站立式测试法<br>※ O 环测试法<br>※ 摆锤测试法 |
| 第四章 | 平静下来，重新训练身体的能量模式：<br>※ 前额放松<br>※ 三焦经推拿练习<br>※ 恐慌点 |

# 图像列表

———

此列表旨在提供参考，帮助轻松找到你所需的视觉图。

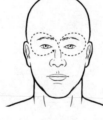
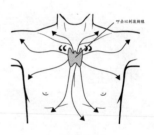
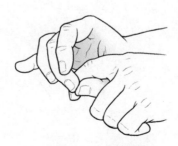

第四章

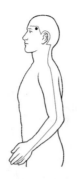 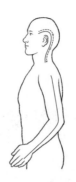 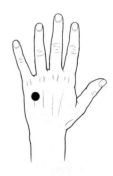

图 4-1　三焦经　　图 4-2　三焦经推拿　　图 4-3　恐慌点（合点）

第五章

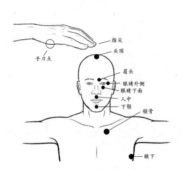

图 5-1　情绪释放叩击点

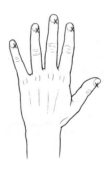

图 5-2　指尖叩击点

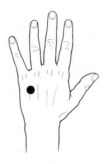

图 5-3　恐慌点（合点）

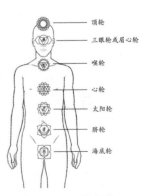

图 5-4　七大脉轮

# 免责声明

———

　　对读者因使用本书中的内容而可能受到的伤害，出版商和作者不承担任何责任，并建议读者在尝试本书中描述的实践练习时以常识为借鉴。本书及其实践不能代替医疗或精神疾病治疗。

# 开启自我治愈的重要指南

你读这本书，可能是因为你感到沮丧、害怕、愤怒，甚至很可能是因为你自己感到束手无策了。生活在焦虑中可不是件容易的事。但我写这本书的目的不仅是为了让你生活得更简单，而且要让你生活得更好、更轻松、更快乐。我毕生的工作就是帮助像你一样的人，让大家从焦虑和无助转变为充满力量、充满希望并彻底痊愈。

如果你熟悉我的工作，可能是因为你读过我此前的一本书——《能量自愈：3 个步骤启动身体的自愈力，找出真正病源，恢复健康与心灵自由的疗法》（*How to Heal Yourself When No One Else Can: A Total Self-Healing Approach for Mind, Body, and Spirit*）。该书展示了如何使用我的独特方法应对各种生理和情感方面的挑战。虽然你会发现本书中的技法和一般方法都与之相似，但这本书更为精准地聚焦如何解决与焦虑直接相关的能量阻滞问题。如果你尝试过所有方法却仍在焦虑中煎熬，而不能充分享受生活，这本书就是为你而写。

为了解决焦虑症带来的问题，与你的医生密切合作总是很重要的。

虽然我的方法并不能替代医疗保健，但我已经一次又一次地看到，它是医疗保健一个极为有益的补充，并且经常在其他干预措施无效的情况下发挥作用。你在书中所学的方法温和有效，不会影响你和医生所采用的任何方法。解决能量系统中的情绪失衡问题不过是用来释放焦虑的一种方式。但你不必只选择一种方法，可以同时进行。我的工作和这本书都是为了帮助你理解并处理与能量有关的因素，这是其他焦虑治疗方法很少涉及的。

## 以大局为重

在我看来，焦虑不是问题。真正的问题是导致焦虑的原因，即没有得到处理的情绪能量。我们所有工作的最终目标不是为了抑制焦虑，学会如何处理它，或者仅仅为了感觉稍好从而安稳度过一天的时光。我们的目标是一个更宏大的图景：真正解决引起焦虑的能量问题，并治愈它，让你生活得更快乐、更健康、更放松、更轻松。这是为了让你在这个世界上尽可能地感到放松和安全 —— 哪怕生活并不完美。我们甚至要学会自我放松！我所遇到的每个客户都是因为对自己太过苛刻而面临巨大挑战。让自己过得更轻松一些吧，你会由此进入一个完全不同的世界。我们在这本书中使用的所有技法都将帮助你安全又轻松地实现最终目标，这是与制造焦虑相反的能量，而这两种能量不会共存。

如果你觉得自己现在的生活不是原本应该的样子或者不是你想要的样子，这并不意味着你已经被生活打败了。事实上，我的看法与之完全相反。当我们面临像焦虑这样的挑战时，我们必须站起来迎接它。这正是我的方法将要教你的。凭借你的耐心和毅力来突破障碍，争取自由，破茧成蝶。到那时，你会像个摇滚明星一样受到瞩目。对于那个人人都关心的问题——"焦虑的人为什么是我？"我的回答是："这不重要。"因为某些原因，我们可能无法完全理解你的处境。无论你是因为什么走上了当前这条道路，我都希望你能好好走下去。作为一个经历过这一切并帮助过许多人自我治愈的过来人，我敢保证，前方有一个更大的图景是你还没有看到的，至少现在还没看到。但是通过自我治愈，你会很快认识到这一点。

时刻关注最终目标，而不是只关注如何应对当下，你会改变整个生活。

治愈焦虑就是以现在的处境为契机，摆脱使你陷入焦虑的东西。这将帮助你越来越接近最轻松、最放松的自己。当这种做法似乎有效时，请坚持。当你感觉做起来很困难，似乎见效不够快时，也要继续这样做下去。你的新口号就是：大局，大局，大局，大局。

## 本书对你有什么帮助

找我治疗焦虑的大多数人都曾在焦虑中挣扎了很长一段时间。他们常常以一种有害的方式自我谴责。如果你的情况与之类似，我就是来帮助你的。通过本书，你将对你自己和你所经历的一切有一个奇妙的新认识。

再次强调，焦虑不是问题。焦虑也不是很多人认为的仅仅由恐惧导致，未解决的情绪能量问题，才是真正的问题。简单地说，就是情绪包袱。接下来你将学到的方法不仅会让你获得一个全新的视角，而且让你有机会体验一种治愈过程，这个过程可能与你曾经尝试过的任何治疗都大不相同。在接下来的章节中，我将分享很多关于焦虑的深刻见解和信息，并示范如何运用它们来治愈焦虑。

　　这本书要讲的并不只是让你感觉更好，还从能量的角度阐述我的"大局"方法，从根本上治愈焦虑。接下来的章节会涉及很多内容，但真正的治愈在于用简单的方式，慢慢地发现一直堵塞在身体里的情绪能量，并且不断地将所学到的东西融入生活中。要想成功治愈焦虑，并不需要完成书中的每一件事，也不必做得完美。这个过程也不需要每天花几个小时。我保证会让你的治愈之旅尽可能保持轻松愉快。

　　你将学习如何释放往日的情绪能量（也就是情绪包袱）——你的身体可能已经困在其中很长一段时间了——从而治愈焦虑。你将要学习的是一种治疗模式。我通过客户会话和在线课程的方式，用这种治疗模式成功地治愈了成千上万人。

## 本书的治愈技法

　　虽然现在有很多能量治疗技法，但多数技法都需要特殊的工具或他人的帮助才能进行。你将在这本书中学到的所有技法都可以让你全权掌握整个治愈过程，不需要依靠其他人的帮助就可以操作或练习。

　　你将学习的主要技法是：

- ➲ 情绪释放技法（Emotional Freedom Technique，EFT）
- ➲ 胸腺测试与叩击技法（Thymus Test and Tap，TTT）
- ➲ 脉轮叩击技法（Chakra Tapping）
- ➲ 清除技法（The Sweep）

　　除了情绪释放技法之外，本书主要技法都是我在焦虑自愈过程中创造的。现在，这些技法都被应用到了我的工作实践中，也得到了世界各地人们的广泛使用。对于每一种技法，我都会提供一些建议，帮助你根据自己的具体情况直接加以应用。

除了以上 4 种主要技法之外，你还将学习其他一些技法，为焦虑治愈提供助力。你可以在本书的前面找到所有技法和练习的完整列表。教授这些技法的最好方式就是把我使用它们的方法介绍给你。但是，请将这些技法和我对它们的解释视为灵活的指导方针，并随时加以修改和调整，以使你自己感觉更加良好。在我的自愈和学习过程中，每一种技法都被我调整甚至更改过。如果你觉得有必要改变、补充或修改某些方面，放心大胆地去做吧，你完全有权力那样做！在我自己治愈焦虑的过程中，我经常做以下改变：使用某些技法的时间比建议使用的时间长或短，根据自己的特定情况来更改情况说明，调整叩击次数，等等。

能量治疗工作成功的真正秘诀不在于如何完美地使用这些技法。它的真正意义在于发现需要清除的究竟是什么，并且坚持到底。在我们的治疗过程中，我希望你能成为一个对自己的情绪能量充满好奇的侦探，但尽力就好，不要担心做得不完美。更重要和有效的是以你感觉正确的方式和收集的信息去做你所能做的事情。你不可能找到并清除每一种郁积的能量，但这也没关系。记住，我们要以大局为重，并尽最大努力解决本书所提及的各个领域中的问题。这已经足够了。我希望你能以任何对你有用的方式进行自我治愈，不希望你受阻于"做错了"的恐惧而不敢行动。

## 如何使用本书

我的焦虑治愈方法本质上是对整个能量系统的改造。我们将致力于从多个不同方面进行治疗，以期达到最佳效果。在某种程度上，这本书是一个探索性的过程，一部分是解释如何做，另一部分提供见解和鼓励，以便你在感到困难时能够继续前进。我分享了一些真实的案例。这些案例均来自于我的客户，他们愿意并允许我分享他们的故事。即便如此，为了充分保护他们的隐私，我修改了提到的每个客户的姓名和身份信息。

阅读这本书最有效的方式是边读、边学、边练习。我强烈建议你尝试书中的一些技法，摸透它们，并在读完每一章的时候进行练习。每一章都建立在你上一章所学的基础之上，因此，按顺序阅读是真正地掌握和吸收你所学的最好的方法。偶尔，我会听到有人说："我读完了整本书，但还是感觉不好！"后来却发现，他们实际上并没有使用书中的技法。要知道，只有把我的方法融入你的生活，它们才能改变你的生活。

记住，我们的大局目标是让你在这个世界上尽量感到放松，感到安全，哪怕生活的环境并不完美。这本书的每一页都将帮助你达成这个重大目标。我希望你能够放心，按照以下每个部分的技法去做，哪怕只做一点点，也会对你产生巨大的积极影响。

- 第一部分：平静下来，重新训练身体的能量模式。
- 第二部分：处理情绪感受。
- 第三部分：释放被堵塞的情绪。
- 第四部分：清理未处理经历。
- 第五部分：改变有害观念。

你没必要找出体内所有的情绪包袱，并试图在一夜之间将它们全部修复好。事实上，如果你这样尝试的话，你甚至无法释放任何被堵塞的情绪、未处理经历或有害观念。我们永远也不可能将它们"一网打尽"。没关系。不管怎样，你都可以痊愈。我也不能摆脱所有的情绪包袱，但我还是过着幸福健康的生活。我希望你能跟随我的引导，实现自己的目标。

　　一旦你读完了这本书并掌握了你在书中各章所学到的知识，你就会了解我的整个方法。我的治疗方法不是循序渐进的，不用每做完一件事，就从列表中把它划掉，然后继续下一件事。所以，让我们来谈谈怎样让我的方法对你最有效吧。

## 从哪里着手治疗

　　关于从哪开始，我们需要明确两点：第一，开始行动其实是唯一重要的事情，因为治疗焦虑从哪开始并不重要；第二，无论从哪开始，你都不必为了治愈焦虑而清除或释放所有"负面的"情绪、观念或生活方式。你不必做得完美，也能得到健康和快乐。

　　此外，我们的身体和精神其实是一个紧密相连的身心统一体，其密切程度超乎我们想象。因此，我们在解决某一方面的焦虑问题时，不知不觉中也在治愈我们身心的其他部分。这就意味着，你所做的积极工作和从中获得的回报往往比你所知道的多得多。

　　例如，我有这样一个客户，当他必须去商店，哪怕只是去超市快速拿回某个物品时，他都会感到深深的焦虑。这给他带来了巨大的挑战，甚至让他到了足不出户的程度。我们治疗的主要目的是让他走进商店并且在商店里感到舒适和放松。几个疗程后，他很高兴地发现自己可以毫不费力地走进任何一家商店，想待多久就待多久。几个月后，他惊喜地发现，以前每天早上醒来时的头痛症状慢慢减轻，后来竟然完全消失了。因为某个问题总是与其他许多问题密切相关，所以我们所做的清理工作往往比我们所认识到的要广泛得多。当我们清理了与他的焦虑相关的能量时，我们显然也极大地改善了与头痛相关的问题。这真是意外的惊喜呀！

这位客户的经历是一个很好的案例，完美地说明了我们不应该过分拘泥于行动的顺序。不管从哪个角度，只要去凿那块象征焦虑的岩石就可以了。我希望你相信，你所做的每一件事，无论多么微不足道，都是整个治愈大局的一部分。

## 治疗中值得期待的疗效

采用一种新的治疗方法是令人兴奋的，但也会引起一些焦虑，因为一切都是全新的。知道什么是值得期待的可以帮助我们减轻恐惧感，减少怀疑，并加快治愈进程。以下是一些重要的治愈须知。

### 多久后有疗效？

当你用书中的技法治愈焦虑时，你可能会立刻感到放松，也可能需要长期的耐心坚持才能看到疗效。这两种情况都很正常。对于整体治愈而言，需要多久才能感觉到效果，这个问题不重要。我们每个人都是独特的个体，有着不同的生活方式和情绪层次，对治疗工作的反应也都不同。因此，我知道，我知道……这可能不是你想要的答案。治愈是一个过程，你在这个过程中耐心地处理各个层次的情绪问题——就是这些问题导致了你今天所处的困境。这是一个不断反复的发展过程，我们无法告诉你确切的时间。在我自己的治愈过程中，我曾对此深感沮丧，但我很快就明白，我们的身体知道我们究竟应该以什么样的顺序和什么样的速度来释放。

我一次又一次地发现，只要顺着这个过程往前走，我们自然就会看到治疗的效果。有时候，我们需要先释放一些似乎很微小的能量，然后才能触及更大的能量——正是这些能量导致了长期困扰我们的各类症状。相信你的直觉，让它在治疗过程中带你前进吧。有时候，当我与客户探索一些意料之外的状况时，我们会有很大的收获。有时候变化很快，有时候情况更加微妙、更为耗时，这都取决于你自己的具体情况。如果焦虑已经困扰你很长时间了，你很可能需要从不同的角度进行处理才能看到治疗的效果。焦虑通常不会在一夜之间出现，即使你可能有这种感觉。这也意味着，它不可能在一夜之间消失。不过，我经常看到有人在短短几天或几周内就有所好转。而且，奇迹（或者我所说的"一次就治愈"）也的确时有发生。因此，我们得敞开心扉，迎接立竿见影的效果。

## 处理体内的郁积能量

在能量移动和释放的时候，人们通常会感觉到一些"变化过程"。当你的身体彻底释放能量场——其范围远远超出了你的身体——的郁积能量时，就会出现这样的变化过程。这个过程一般持续3到5天，不过，有些人的持续时间可能更长。在这段时间里，当你的身体告别旧我，靠近新的自我时，你可能会暂时性地感觉变得更糟。尽管如此，你完全没有必要担心。因为变化过程从来都不是永久的。

一个疗程后，你很可能会感觉更好、更轻松。随着治疗的深入，你会适应自己身体的能量释放过程。就我看到的情况而言，人们在开始的时候几乎都会感到困难，而当身体适应了清理过程之后，就变得更容易了。如果你觉得郁积的能量确实很难处理，那就放慢速度，以婴儿学步般缓慢的节奏去工作，多休息，多喝水，然后按照附录中"缓解处理过程中的不适"相关情况说明进行叩击。

## 能量疗法是什么感觉？

使用这些技法时，你或许会察觉到能量正在移动的一些信号，比如打哈欠、打嗝、发冷、胃鸣、打喷嚏、流鼻涕或流眼泪，你甚至会比以前更强烈地感受到自己的情绪。所有这些信号都是好迹象，表明你的身体正在释放过去的情绪包袱，而且能量正在移动。尤其是打哈欠，这其实是表示神经系统正在放松，而神经系统的放松恰好会让你处于治愈状态！如果你什么都感觉不到，也没关系。我有几位客户在治疗过程中就没有能量释放的迹象，但最终还是痊愈了。我自己是个不停打哈欠的人！偶尔，如果我释放了大量的能量，我就会打喷嚏。我开玩笑说我的1个喷嚏相当于打10个哈欠。但还是那句话，正如每个人的治愈速度是不同的，每个人的治愈过程也是独一无二的。

## 我应该花多少时间进行能量治疗

你的身体可能已经习惯于某种模式，而且这种状态已经持续了很长时间。如果你正在努力改变旧的能量模式，重新训练身体的能量系统，力求达到能量平衡的平静状态，那么，持之以恒就是成功的关键。我们的目标是将这些技法融入你的生活中，重新训练你的身体，从而改变原来的能量模式。第一次使用能量疗法治愈自己时，我准备了一套条理清晰的系统性方案。但我没能坚持多久！我很快就总结了两条重要的经验。第一，每天处理部分情绪是治疗的关键（你将在第五章学到这一点）。如果你把自己想象成一壶沸腾的水，你就可以理解为什么让蒸汽（情绪）每次释放一点比等你"有时间去处理它们"更好。第二，你需要腾出时间去做更深入的工作，比如，清除过去的情绪包袱（我们将在第三部分讨论这一点）。没有固定的公式来计算你应该多久进行一次情绪清理，或者花多长时间来处理。

我的建议是：

⮕ 从第一章简单的基础实践开始。

⮕ 每天花几分钟做第四章中的练习，让自己平静下来，重新训练自己。

⮕ 根据需要，用第五章的技法每天处理自己的情绪。

⮕ 每周做几次能量清理，以清除焦虑的根源（见第三部分）。

持之以恒，你花在这项工作上的每一分钟都将改变你的生活。

## 我需要记录治疗过程吗

我建议你准备一个笔记本，专门用来记录情绪治疗的情况，随时写下学习过程中的想法、观点或回忆。你可能会洞察到自己为什么会有这样的感觉，某些挑战是从什么时候开始的，对于你需要解决的问题有什么样的想法和线索。如果你能写下自己对治疗的看法、焦虑症状的细微变化，以及你在治疗过程中的观察，这是很有用的。知道什么情况可能会使你陷入困境后，你就更能明白自己应该释放哪些情绪。只要把这些想法写在笔记本里就好了。清除情绪障碍是一场马拉松长跑，而不是一次短跑冲刺。不要着急，记好哪些事情需要持续跟进。这样，你就能够始终掌握情况，知道哪些情绪是需要努力清除的。

## 如何确定疗效

让我们共同努力，从能量治疗的角度来解决焦虑问题。随着能量的转移，我们将看到一些细微迹象，表示变化正在发生。刚刚开始治疗的人或者只想立刻看到情况好转的人（当然，这无可厚非！）往往会错过这些迹象，这是很常见的。治愈的微妙迹象可能包括：

- 焦虑感减轻，哪怕是百分之一。
- 恐慌发作的时间缩短。
- 更快地从焦虑中恢复过来。
- 对治愈焦虑和未来生活更有信心。

这些都是身体内部发生变化的一些迹象。

有时候，你可能会觉得没有任何好转；然后，突然之间，你所做的一切清理工作都突然有了效果，你能够切实地看到和感受到其中的变化！至于深度和长期治愈，目前还没有快速的治疗方法。治愈通常不会以我们想象的或希望的方式发生，但这并不意味着不能治愈。

现在是时候开始了！我将尽可能地使这个治疗过程简单而有效。读完这本书后，你不仅会明白自己过去为什么一直在焦虑中挣扎，而且能很好地开启自我增强过程，最终感到身体强壮、身心平衡和内心平静。

现在，该你开始了。

Part
**1**

第一部分
**我的焦虑自愈法**

Chapter
01

# 第一章 ✛
# 强力自愈的能量疗法

我用来处理焦虑的方法源自我个人遭受的痛苦和自我疗愈的经历。接下来，我将分享我的焦虑自愈故事，介绍身体能量系统，告诉大家如何利用能量系统治愈焦虑。此外，我还将介绍我自创的焦虑自愈法，在其他治疗方法都不起作用时它帮助人们治愈了焦虑。

## 能量治疗的成功故事

我是一个快乐的孩子，有创造力而且性格外向。我的家人相亲相爱、坦诚相待。在这样的家庭里长大，我很有安全感。但我还有与之形成鲜明对比的另外一面。我觉得自己一直在担心什么。我总在担心的一些事情，别的孩子似乎永远不会这样担心，比如不得不离开父母整天待在学校里，考试不及格，惹人生气，犯错，出车祸，爸爸妈妈去世，还有其他种种你能想象得到的事情。在快乐而幸运的表象之下，我有一种持续性的"紧张不安"感，总是觉得一些不好的事情正在发生或将要发生。我觉得自己似乎对周围所有人和事都负有责任。

10 岁那年，我祖父去世了；几乎与此同时，我父亲开始了与抑郁症的斗争。但我从未告诉过任何人这件事对我造成了怎样的影响。事实上，我总是将自己的情绪隐藏在内心深处。这是我的天性，我不想惹麻烦，也不想让任何人生气。相反，我努力成为一个能处理任何事情的人。所以，很多时候，很自然地，我就是这样一个人。问题是，我几乎不允许自己处于崩溃状态，即使在我真正崩溃的时候，我也不允许。

正是在祖父去世和父亲生病之后的几年里，我才真正开始动摇。我开始经常旷课，一直生病，而且"无缘无故"地感到焦虑。为了解决这些问题，我见了各种医生和治疗师，而且尝试了各种抗抑郁药和抗焦虑药物。到高中毕业时，我还一直在与焦虑症抗争，但仅仅采用药物治疗，焦虑症也始终没有缓解。

2007 年，我差点死于困扰我多年的神秘疾病，最终被诊断为慢性或晚期莱姆病（Lyme disease）。这个诊断只是加剧了我对生活的恐惧："世界是不安全的。不好的事情随时发生。人人都会生病和死亡。"

正是在这段时间，我开始意识到情绪压抑模式对我的影响究竟有多大。焦虑一直是我生活中的一个大问题，但是，身体上的疾病使我第一次意识到，逃避焦虑是不可能的。

在这次康复过程中，我开始明白焦虑在我的身体疾病中扮演了多么重要的角色。早在问题出现之前，我的身体已经处于焦虑状态，并且持续了好几年。

我一直认为，焦虑是莫名其妙出现、无法控制并且永远甩不掉的。对焦虑的这种认识只会加剧我对不安全感的原始恐惧。

当我转向内心，试图解决困扰我大半辈子的情绪问题时，一切情况才开始有所改变并朝好的方向发展。正因如此，我发现了焦虑的真相。说来令人震惊，焦虑本身并不是一种状态，而是一种危险的不健康模式的副作用。许多人像我一样都有这种模式：压抑自己的情绪。焦虑是身体对我们说话的一种方式，提醒我们，有事情不对劲了，要加以注意。如果我们不予理睬，身体就会出现一些症状。

我由此意识到，要想彻底治愈焦虑，必须成为真正的自己；如果压抑真实的感受，就无法成为真正的自己。

有了这个顿悟，我开始从全新的角度来治愈自己——用能量疗法来触及堵塞在内心深处的情绪，通过潜意识的努力，释放我没有意识到却隐藏在内心深处的情绪。如此一来，我从内到外地治愈了自己，所用的方法正是我将在本书中教你的方法。现在，我的身体完全健康，生活无忧无虑。

## 情绪和身体的能量系统

我从小就认为，身体是物质性的东西，是诸多器官的家，是我尴尬的青少年时期伤心的根源，也是我不擅长运动的理由。但实际上，身体远不只我们所看到的样子。宇宙中的一切，包括人类，都是能量。我们都由复杂的能量系统构成，借助这个系统，电脉冲在我们的身体中流通。这些电脉冲影响着身体的每一部分：器官、肌肉、腺体，等等。我们的每一部分——包括我们的情绪、思想和信念——

都与这个能量系统相互作用。事实上，我们的情绪也是能量！

人们很早以前就知道了，人类的情绪以细胞形式贮存在身体里。坎达丝·柏特（Candace Pert）博士开拓了我在这个领域的视野，她曾出版了《情绪分子》（*Molecules of Emotion*）一书。柏特博士的研究基于一些重要的发现，即过去经历中的感受和没有表达出来的情绪如何阻塞在身体里。她解释说，只有当情绪得到表达时，身体中的所有系统才能构成一个统一体；换句话说，也就是得到治愈。她说："当情绪被压抑、被否认，不能成为它们原本可能的样子时，身体系统中的网络路径会被阻塞，阻碍良好感觉的流动（这种流动是非常重要的），运转我们身体与行为的化学物质也不能得到统一。"

焦虑不是试图毁灭生活的恶魔，也不是不幸童年的产物；焦虑只是情绪的信使，告诉我们身体中有情绪需要表达。每个人都有这样的情绪，所以我们每个人都容易感到焦虑。

在我看来，能量系统是一个整体运行的网络，它超越了思想和身体，而能量疗法则是一种"进入"方式，我们可以借此触及存储在我们系统中的情绪并将它们释放出来。作为本书理论基础的能量心理学有一组能量治疗技法，专门处理能量系统与情绪、思想和行为的关系。按照这种方式使用能量疗法，我们可以释放导致焦虑的情绪能量，不再"敷衍了事"。

你可能听说过"身体能量"这个概念，却不知道你自己也是能量的一种！现代社会广泛使用的医学诊断工具基本上是在测量某种能量，如脑电图（测量脑电波）和心电图（测量心电活动）。这种技法已经存在很长时间了。但还有另一种能量是大多数现代工具目前还无法检测到的，这种能量通常被称为"精微能量"。几千年来，治愈者和能量敏感人群都能感知和察觉到这种精微能量。中国传统医学和印度传统医学"阿育吠陀"都是古老的医学体系，都是基于对身体精微能量的处理。本书谈到的就是精微能量的问题。所有对你产生影响的因素都与这个能量系统紧密相连，你可以把它看作是自己存在的基础或核心。我们可以改变整个能量场中的任意一样东西，这有助于接触到使你陷入困境的情绪，然后将它们从身体中释放出去。

我们体内主要的精微能量系统中有各种各样的能量模式类型（或子系统），如经络、脉轮、光环，等等。在本书中，我们将作用于经络和脉轮。不过，因为人体的整个能量系统是协同工作的，所以我们的治疗工作将影响整个系统，并使之变得更强大。

## 经络和脉轮概述

在本书的后半部分，你将学习如何运用身体中两个主要能量系统，即经络与脉轮。现在，我先简单介绍一下这两个神奇的能量系统。

### 经络

经络是整个身体中能量流动的高速公路，能量沿着特定的路径传递给沿途的器官、腺体、肌肉，等等。每个经络都有自己的名字，与身体的特定功能有关，也与特定的情绪有关。在第五章学习情绪释放技法时，你将更多地了解关于经络的知识。

有一条特殊的经络，名叫三焦经，它不仅非常强大，而且对身心健康非常重要，它自身就以能量子系统的形式发挥作用。三焦经主管我们身体中"战斗—逃跑—僵住"反应模式，我喜欢称之为身体的"异常模式"。你将在第四章学到更多关于三焦经的知识以及如何使用它的方法。

## 脉轮

脉轮是身体的能量中心，保存着我们与过往经历相关的能量，并留下相应的印记。每一个脉轮都涉及身体的一个特定部分，与特定的情绪相关联，并对其所处身体区域产生影响。在第五章学习脉轮叩击技法时，你将了解更多关于脉轮的信息。

当能量遭到破坏、不能规则地流动或变得迟钝和阻塞时，就会产生一些情绪上和身体上的症状。即使你面临的主要挑战是焦虑，身体仍能感受到能量的失衡。身体系统中的能量不平衡会让你感到胃部绞痛、胸口灼热、背部或颈部紧张。这些症状表明，你的这些部位正因为情绪能量的堵塞而缺乏能量流注，这就是能量失衡。

对我们的能量系统产生负面影响的因素有很多，包括我们所吃的食物以及我们工作和生活的环境，等等。然而，根据我的经验，情绪对人的影响往往比这些外在因素的影响要大得多。事实上，释放被堵塞的情绪能量有助于增强身体素质，使你更不容易对其他事情产生不良反应。为了重新平衡身体的能量系统，我们需要释放体内贮存的情绪。

不同的能量疗法和治疗系统可能只涉及整个能量系统中的某些特定部分。本书中我们将主要关注经络和脉轮。但请记住，因为所有子系统都协同工作，所以，局部的改变也会让整个系统从中受益。

简的故事就是一个很好的例子。医生让她来我这里，因为她做了几次血液检测，结果都显示她的肝酶偏高。他们不知道原因，也不知道该怎么办。多年来，简一直与焦虑抗争。在药物作用下，她的焦虑症得到了一定控制，但最近，症状再次变得严重了。她的医生怀疑这一切都是相互联系的。简和我一起识别并清除了堵塞在体内的情绪能量。你将在本书的第三部分了解这方面的技法。几周后，她的焦虑症明显好转，肝酶水平显著下降。在我们一起治疗时，她没做任何改变。我们发现，导致焦虑爆发的是堵塞在她体内，尤其是肝脏区域的情绪。我们用能量疗法释放了导致能量系统阻塞的情绪。于是，能量流回肝脏，使它恢复了正常工作。

如果你像我一样，已经用尽了处理焦虑的所有常见方法，你会发现我的方法令人耳目一新、大开眼界。我希望你能用全新的方式来理解焦虑，认识到你拥有的能量比你原本以为的要多得多，从而改善自己的生活。最酷的是，与能量系统协同工作是自由的、高效的，而且没有任何不良的副作用。此外，它不会干扰你和医生已经制订好的治疗计划。

## 能量疗法为何如此有益

如果你像曾经的我一样，你可能会觉得自愈是件压力很大的事情。也许你难以想象，既然与焦虑之间的斗争是如此剑拔弩张，那又如何能达到平静的、放松的和平衡的状态呢？别着急，让我解释一下，为什么这是完全可行的。

焦虑的最大诱因是在所处环境中感受到的不安全感，这种不安全感引发了身体的战斗—逃跑—僵住反应。自我治疗可以立即抵消那种根深蒂固的不安全感。从本质上讲，能量疗法能逆转无助的感觉。通过自我治疗，你将坚定两个信念："不管发生什么，我都很好！""我可以自己来！"。这两条信息对于治愈焦虑是必不可少的。它们会帮助你靠自身的力量感到安全。以这种方式掌握你自己的治疗过程将有助于增强安全感和行动力，并切实消除推动焦虑的一些原始因素。换句话说，无论你应用哪种技法，这种实践实际上都起到了抗焦虑的作用。这是能量治疗工作中令人难以置信的额外好处。按照我的治愈方法去做，你将逐渐认识到，你自己就是改变目前极度失控状态的关键力量。

治愈焦虑的唯一要求是尽最大努力去清除不再适合我们的情绪、观念和模式。这些都是焦虑向我们传递的能量。你要做的是倾听内心，处理身体发出的这些信息，其余的工作也由此展开。如果我们真的想摆脱焦虑，即使正在寻求药物和治疗的支持，我们也不能为自己找借口来逃避，不去做这份工作。我们需要识别和处理长期堵塞在体内的情绪模式。为了消除焦虑，我们需要帮助身体冷静下来，放松，坚定这个信念：我们是安全的。

## 我的焦虑治愈法

我的治愈方法涉及五个主要部分，确保能够解决与焦虑相关的所有能量问题。我们不需要同时完成所有部分，也不需要做到十全十美；但需要始终牢记这五个部分，以获得最佳的治疗效果。

### 第一部分：平静下来，重新训练身体的能量模式

如果你一直很焦虑的话，你的身体很可能已经养成一种坏习惯，将异常模式当作常态。我们通常将这种异常模式称为战斗—逃跑—僵住反应。在此模式下，身体对压力的反应有以下三种：在压力之下勇敢战斗，逃跑和试图逃避压力，或在压力下无所作为、僵住不动。当经历困难或受到身体、情绪创伤时，系统中的战斗—逃跑—僵住反应就会被触发。这是应对压力的一种健康反应，帮助你渡过难关。然而，在引起压力的事情发生很久之后，如果这些情绪能量还堵塞在你的体内，实际上表示，你被困在了这种异常状态中。

战斗—逃跑—僵住反应由三焦经控制。三焦经是一种能量动力，是身体中整个能量系统的重要组成部分，并与焦虑紧密相连。它还与自我破坏模式有关，这种模式会使你无法朝着正确的方向前进，哪怕是迈出最微小的一步。你将在第四章了解更多有关三焦经和战斗—逃跑—僵住反应的知识。让身体平静下来并重新训练，使其脱离异

常模式，恢复平静状态，这是焦虑治疗方案成功的必要条件。我将在后面引导你进行具体操作。

## 第二部分：处理情绪感受

因为焦虑的感觉实在太糟糕了，所以我们经常不愿意直面焦虑问题。但是，不处理我们的感受是焦虑越来越严重的部分原因。因此，在试图弄清为什么感到焦虑、什么时候开始感到焦虑以及焦虑如何开始之前，我们必须创造一种新的方式来解决我们的情绪问题。现在，我要教你一些处理情绪的技法，从而获得自主控制权。你将学习两种非常有用的技法，即情绪释放技法和脉轮叩击技法。如果你正在经历不愉快的事情，就可以用这两种技法释放使你不舒服的感受，而且可以更深入地挖掘焦虑的根源和诱因。

## 第三部分：释放被堵塞的情绪

过去经历中被压抑的情绪最终会堵塞在身体里，会以两种方式导致焦虑。首先，以往生活中没有被感觉到和未处理的情绪会滞留在身体里，由此一来，你总会在某种层面上感受到这些情绪，有时甚至是下意识地感受到。其次，如果能量系统中滞留着往日的情绪，你就会感到焦虑，因为那些被压抑的情绪正试图往外冒并爆发出来。此外，阻塞在体内的恐惧、愤怒和怨恨之类的情绪会触发三焦经（注意，三焦经主管身体的"战斗—逃跑—僵住"反应），并使其进入超速运行状态，从而引发身体的异常反应。如此一来，你不仅仍然会感受到原来的情绪，而且会感到"崩溃"或不安全。大多数缓解焦虑的方法都会教你如何处理这些情绪。但用我们的方法治疗时，你将彻底释放体内郁积的情绪包袱。我将在后面详细解释如何操作。

## 第四部分：清理未处理经历

如果你没有正确地处理过去生活中任何令人不安的事件或痛苦的情绪体验，那么，时至今日，这些事件或体验仍然会对你产生影响。你将在本书中学习如何处理给你带来负面影响的记忆 —— 我称之为未处理经历。释放这些经历将帮助你消除能量系统中会触发焦虑的相关能量 —— 这是自我治愈的重要部分。

## 第五部分：改变有害观念

幼年时期形成的想法或得到的信息成了我们生活中遵循的观念。通常来讲，这些观念在潜意识里自动运行。然而，信念并不等于事实。认为"世界是不安全的"或者"必须完美才能得到别人的爱"，这样的观念都是焦虑的根源，这些观念加剧了身体的异常反应。另一方面，我们的潜意识有时候会相信焦虑能保护我们，坚信我们确实需要焦虑。几乎每位客户都是这样的情况。不管你有什么样的观念，也不管你有多少（可能有很多！），我们都将用非常简单但又十分有效的治疗方法清除它们。

你是不是开始明白为什么你会感到如此不舒服却又不知所措？要想永久性地深度治愈，你需要全身心地放松自我，投入生活，成为真正的自己，自由地生活。

现在，你知道自己即将开启的焦虑治疗是怎样的冒险之旅。是时候深入挖掘焦虑的根源，并让它从我们的生活中彻底消失了。

## 打造坚实的治疗基础

接下来，我将告诉大家，如何进行快速的能量平衡练习，为焦虑治愈打造坚实的基础。你也可以将这些练习看作下一章深入治疗的基础。如果你能在每一个练习上花 2 到 5 分钟，早晚各做一次，你的治愈前景将会一片光明！不过，只要尽你所能就可以了。

### 接地

接地（有时称为接地气）是将自己连通到地球南北两极的做法。当你这样做的时候，就是允许地球的自然疗愈属性和电节律来矫正身体中极性逆转的影响。自古以来，人类都会光着脚走路，在地上睡觉。这一过程有助于身体根据地球的电节律进行自我校准，稳定内脏器官、组织和细胞的电流。换句话说，我们的身体是在充满电能的情况下工作的，因为我们的能量正负极性运行正常。

接地过程会对三焦经动能产生非常温和的影响。研究表明，受试者接地后的压力水平显著降低，自主神经系统（这也是参与战斗——

逃跑—僵住反应的主要系统）恢复平衡。

**如何接地：**最好也是最简单的接地方式就是双脚踩在泥地、沙地、草地或裸露的混凝土地面上。然后，就这样玩几分钟。接地时间越长，你得到的好处越多。因此，做接地练习时，可以随意地拿起一本书，一边阅读一边并尽可能延长接地时间。就这么简单！如果不能在室外练习接地，建议把一些"泥土"（岩石、泥土等）带回家，放在大碗或大锅里，然后踩在里面。

## 眼周交叉按摩

身体中的能量应该以交叉方式流动，这是身体的自然模式。我们有许多固有的自然交叉模式：左右半脑同时使用，走路时手臂在身体两侧摆动，小孩子爬行时手脚交替前进，甚至 DNA 的形状也是交叉模式。

如果你的能量系统已经脱离了这个交叉模式，就会以上下模式流动，这就是能量医疗领域先锋唐娜·伊登（Donna Eden）在她的畅销书《身体能量的智慧》（上海三联书店 2015 年出版）中所说的"直流模式"。当能量以这种直流模式运行时，你的自愈力就不能完全发挥作用。在我的经验中，这种同侧流动对我们的情绪和思想有非常不利的影响，会让我们感到不安、压抑和不受控制。这就是为什么修正能量模式对于处理焦虑问题至关重要。

幸运的是，只要坚持不懈，能量直流问题就很容易修正。如果你是罕见的能量交叉流动但仍然焦虑的人，这个练习对你也不会造成任何伤害。

获得并维持身体能量的交叉模式对于焦虑治愈至关重要。为了鼓励能量的交叉流动，你可以简单地在眼睛周围画一个交叉图形（见图1-1）。如果想努力克服焦虑，可以每天做几次眼周交叉按摩，每次做几分钟。但是，如果不能每天练习或者不能达到练习目标，也不要担心。细水长流，效果也是很好的。

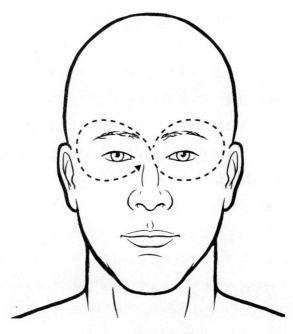

图1-1 眼周交叉按摩

# 胸腺叩击

胸腺是人体免疫系统的主要腺体，位于胸腔上半部分，胸骨后面，心脏上方。胸腺主要制造 T 细胞，而 T 细胞对免疫系统的健康运行至关重要，保护人体免遭过敏、免疫系统疾病和免疫缺陷之苦。胸腺与整个能量系统相连。它是如此强大，所以，当人受到刺激时，它可以起到压力调节器的作用。

很多人在感到焦虑的时候会自然而然地将注意力集中到胸腺区域，甚至没有意识到他们的身体正试图通过这个特殊的腺体来帮助他们。你有没有在心烦意乱的时候用手"拍打"你的胸膛？想一想，如果大猩猩察觉到危险，它们在野外是如何拍打自己胸膛的。在这种情况下，当我们最需要的时候，加强和平衡我们的能量是一种自然的趋势。看，你已经这样做了，而且是出其不意的！现在，我们要帮助你也去这样做，而且是有目的地去做。

**如何叩击胸腺：**用指尖叩击胸腺是镇静、强化和平衡能量的一项强大技法。我每天都做很多次胸腺叩击。这个操作很简单，你只要在深呼吸时，用中等力度叩击就可以了。还有另外一种方法，是我在使用这项镇静技法时最喜欢的一种操作，那就是模仿心跳的节奏，按照1—2—3的特定节奏轻轻地叩击胸腺；将一只手平摊，手掌贴在胸部，手指轻叩胸腺，每到第 3 拍的时候就比其他两拍叩得稍微重一点（见图 1–2）。叩击胸腺既能刺激免疫系统，又能使身体平静下来。

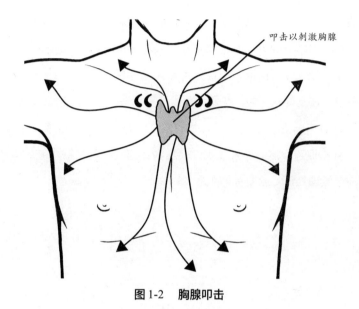

叩击以刺激胸腺

图 1-2　胸腺叩击

　　**注意：** 叩击胸腺时，你可能会觉得疼。不要因此停下来。疼痛通常是一个信号，表示该部位有能量阻塞。这意味着，你确实需要练习胸腺叩击。随着时间的推移，胸腺中的能量逐渐恢复平衡，疼痛感也将减轻。

## 本章小结

焦虑是一种机制，不仅在精神上和肉体上发挥作用，而且在能量体中也发挥着作用。焦虑只是一个信使，告诉身体，有一些情绪需要表达出来，有一些旧的能量模式需要加以改变。我的治疗方法利用了能量疗法，用一种温和而有效的方法去识别并释放诱发焦虑的情绪能量。通过处理能量问题，治愈行为本身就变成了它自己的形式，逆转无助感，恢复能量平衡，并且让身体平静下来。

我的焦虑治愈法是一个完整的系统，由 5 个部分组成：平静下来，重新训练身体的能量模式；处理情绪感受；释放被堵塞的情绪；清理未处理经历；改变有害观念。

Chapter
**02**

第二章 ✚
# 焦虑的真相

焦虑并不是凭空而来的。在这一章，我将分享我所知道的关于焦虑的真相，如焦虑的源起，解释潜意识如何使得焦虑难以克服（但并非根本不可能！），以帮助你更全面地理解焦虑。我知道，这将让你对自己最初如何感到焦虑和恐慌有个全新的认识，从而帮助你迈出下一步——继续前进。

## 焦虑的原因

我一直觉得焦虑是不知从哪冒出来的状况，是我无法控制的力量，我将不得不在余生中与之纠缠。自我治愈焦虑之后，我才发现，焦虑与我想象的完全不一样。

当我与客户一起，开启他们的焦虑治疗之旅时，他们通常最关心的问题是，导致这种焦虑的首要原因究竟是什么。他们会对我说："我不记得以前发生过什么糟糕的事，居然会让我如此焦虑！"但事实是，造成焦虑的原因通常不止一个。焦虑不是生活中事事如意时突然冒出来的一种莫名其妙的状况，而是长期忽视或压抑原本需要处理的情绪的不健康模式所产生的副作用。你所经历的焦虑不是无中生有，尽管它看起来好像是。焦虑可能会突然出现，但与之相关的能量不平衡状况可能已经在能量系统中酝酿很长一段时间了。

重要的是，我们应该明白，焦虑不是一种单一的情绪，焦虑是一种机制，它会影响整个身体系统。让我们深入了解一些关于焦虑的真相，这样我们就能理解焦虑、揭开焦虑的面纱并治愈焦虑，从而成为更快乐、更放松的自己。

## 什么是焦虑

描述焦虑的感觉时，我们可能会用到许多这样的词语：不舒服、害怕、不安、冲突、忧虑、烦躁、紧张、受到攻击，和失控。但有一种感觉是几乎每个人都会说到的，那就是：很糟糕。事实上，我常常听到的描述是，焦虑是一种根深蒂固的感觉，就好像某件不好的事情正在发生或即将发生。事实上，这是非常准确的，因为的确是有不好的事情正在发生 —— 就发生在你的身体里。身体感受到这种能量失衡，因为系统中有未解决的情绪能量或情绪包袱。

焦虑是因为身体正处于异常模式，不是因为身体之外发生的事情，而是因为身体内部发生的事情。虽然无法控制的外部环境可能会诱发焦虑，但这并不是焦虑的真正根源。

出现焦虑感是因为身体正在努力存储往日的情绪能量，其数量太过庞大，对任何人来说都是太过沉重的负担。如果身体中贮存的情绪包袱试图往外释放，焦虑就出现了。正如我之前提到的，焦虑不仅仅是由恐惧引起的，也可以由任何没有处理过的情绪包袱引起。我见过很多人因为压抑的愤怒和沮丧而感到焦虑，就像因为恐惧而焦虑的人一样多。但我不希望你害怕，每次你承受压力或强烈的情绪时，你都会制造情绪包袱，给以后带来麻烦。这就是我们当前的工作 —— 释放旧的能量和模式 —— 的全部意义，这样你就能处理好自己的情绪，以一种更健康的方式勇往直前。我们将使你的身体进入一个平静的和能量平衡的状态，这样你的身心系统就能更好地处理内部压力问题和周围世界的问题。

## 生活中的焦虑

现在你明白了，焦虑不仅是时时刻刻感到烦躁、恐惧和害怕。事实上，很多人都患有焦虑症，但完全没有你能想象到的任何典型症状。焦虑的表现方式多种多样，有些甚至完全意识不到。比如：

- 消极的、难以控制的或强迫性的想法。
- 对控制生活和他人的急切需求。
- 无法放松。
- 难以做出决定。
- 对自己太苛刻／严格要求自我。
- 拒绝接受他人的帮助。
- 感到不安或不稳定。

- ➨ 感到悲伤、愤怒或其他艰难的情绪。

- ➨ 喜怒无常／情绪低落。

- ➨ 无法集中精力。

- ➨ 消化不良。

- ➨ 胃灼热。

- ➨ 疲劳。

- ➨ 对灯光、电磁场等敏感。

- ➨ 种种身体不适症状。

接下来，我想举几个现实生活中的例子，帮助你更好地理解这一点。所有客户来找我的时候都正面临着各种不同的问题，但当我们特别针对焦虑相关的情绪能量进行治疗后，他们的生活和健康都得到了极大的改善。对于每一个客户，在他们学会如何处理每天出现的情绪（第五章）后，我们一起用第三部分的方法解决焦虑的根源问题。我们所做的工作是：

- ➨ 释放被堵塞的情绪（第六章）。

- ➨ 清除未处理经历（第七章）。

- ➨ 改变有害观念（第八章）。

谢丽尔的心跳非常快，这让她一辈子都感觉"心神不宁"。她告诉我说，感觉就像刚刚结束健身运动，而且一天到晚都这样。任何体力活动都使情况变得更糟，所以，任何有可能加快心率的事情她都不能做。她看了一个又一个医生，却没有任何缓解。当谢丽尔来我这里治疗时，我们开始只是帮助她将情绪释放技法融入生活中，应对日常生活中的感受。然后，我们释放了一直堵塞在她体内的情绪，也清除了过往生活中一些未处理的经历（记忆），还想办法消除了这个观念："如果我放松，就会有不好的事发生。"这几个情绪障碍实在太大了，以至于一周之后，她才开始感觉到明显好转。"感觉我每分钟心跳下降了50次！"她在一封电子邮件中告诉我，并开玩笑说，她现在觉得自己有义务开始运动健身了。

汤姆是我的另一位客户。他对光超级敏感，几乎到了不能出门的地步。每次身处自然光或合成光之下，他的身体几乎都会进入异常模式，不仅会感到头痛，内心充满恐慌感，而且几乎必须立即躺下来。我们释放了因光线而郁结在他体内的能量，也一起努力消除了"有光时是危险的"（这是他害怕被人注意的一个象征）这个不好的想法。在持续4个月的治疗过程中，我们还处理了其他类似的能量。现在，汤姆可以随意去任何地方，再也不会出现问题了。

另一位客户是丹。他有社交焦虑症。因为这个原因，他甚至很难和认识的人随意地交谈。他从未意识到，社交焦虑会引发普遍性的焦虑，哪怕是他独自一人待在家里也难以避免。在他的内心深处，他总是担心自己什么时候又不得不与某人交谈或与某个团体互动。我们释放了他过去生活中一些被堵塞的情绪，那是与某人谈话时让他感到尴尬而产生的。我们还释放了这样的想法："如果我和别人谈话，他们就会对我吹毛求疵。"在接下来几个月，我们继续用治愈疗法中的其他技法清除他身体中郁积的能量。现在，丹觉得自己就像一只翩翩起舞的社交蝴蝶！

我们基本上用到了我的每一种焦虑治愈技法。要想看到治疗效果，我们不需要完成所有工作，但随着时间的推移，尽可能处理各部分问题对获得最佳结果是有好处的。

## 人人都可能受到焦虑影响

焦虑可能会影响到每个人，但许多人认为，只有软弱的人或极度情绪化的人才会感到焦虑。经历焦虑的人往往会觉得自己很糟糕，认为自己很脆弱，无法像别人那样处理生活问题。有时候，这些认知成为一种执念使焦虑久久不愈。想象一下，如果你整天都在下意识地告诉自己说，"我无法处理生活"或者"我很脆弱"，会怎么样呢？不过，再也没有什么比这更离谱了。

许多焦虑症患者通常都有易焦虑的体质假象或性格特征，例如：有着高度的同情心、成就超群、习惯自我牺牲或自我批评，或者总是成为所在团体的"中坚"人物，或者是以始终能够管控一切为荣的A型人格完美主义者。

焦虑症患者往往充当领导和照顾者角色，能够"做好任何事情"或者"征服一切"。这些都是令人敬畏的人格特征。然而，这样的人也可能以牺牲自己为代价来征服世界。

## 焦虑甚至可能不全是自己的

虽然焦虑症患者并不软弱，但他们可能很"敏感"，尽管大多数人并不这么认为。焦虑的人往往非常了解他人的需求，并对周围人的能量很敏感。我把这种特质称为是"能量敏感性"。这意味着，这些人通常会下意识地吸收他人能量，自身的安全感和平衡感会受到损害。换句话说，能量敏感的人就像一块海绵，吸收着周围的一切。而他们所感受到的焦虑实际上可能是因为负担了"别人的东西"。通过释放往日的情绪包袱来加强身体的能量系统（正如我们将要在书中所做的那样）是我们对抗"能量敏感"时对自己最好的保护。随着核心自我越来越坚强，我们受到周围世界和周围人影响的可能性就会越来越小。

除了能量敏感之外，还有另一种解释可以说明为什么我们所经历的焦虑不一定都是自己的。遗传能量（有时被称为世代能量），是从父母和祖先那里继承来的能量。就像继承基因或个性特征一样，我们也会以同样的方式继承一些没有得到处理的情绪能量。这是很常见的，我几乎在每个客户身上都看到了这点。受遗传能量影响的人往往会说他们的整个人生都似乎被乌云笼罩着，他们也经常看到整个家族的人都处于同样的焦虑模式中。如果你继承了与焦虑有关的能量，可能会感到困惑或想要与之分离，这也许是因为它一开始并不来自你自己的身体。你将在第十章学到更多关于遗传能量的知识以及如何解决这个问题的技法。

## 为什么治愈焦虑如此之难

潜意识可以是我们最好的朋友，也可以是最大的敌人。即使我不认识你，我也敢肯定，此时此刻，你的潜意识正给你带来很多的麻烦。让我解释一下这是为什么，了解潜意识往往是解开焦虑之谜并治愈焦虑的关键。

人体中有一个完全独立的部分——潜意识，这是我们生活中真正的大管家。按照生物学家布鲁斯·利普顿（Bruce Lipton）博士的说法，潜意识控制着我们95%的生命，包括决定、情绪、行动和行为等。只有5%的记忆和其他数据存在于显意识中。潜意识就像一台录像机，记录着我们生活中发生过的每一件事，包括对事件的记忆、我们感受到的情绪，以及从他人那里接收到的信息，等等。然后，潜意识就会利用过去的数据，或程序来制定未来生活应该遵循的"规则"。这些规则支配着我们的大部分行为，指导我们如何与外部世界相联系并做出恰当的回应。

潜意识会根据自身规则或规划不遗余力地保护我们或做它自以为对我们有益的事情。在神经处理任务方面，潜意识比意识要强大上百万倍。多亏了潜意识——它总是在自动模式下运行着，我们不必考虑身体功能或要做的每一项任务。但是，如果潜意识中的规则或规划是在诱发焦虑而不是帮助我们克服焦虑，就会出问题。因为潜意识是如此强大，除非我们学会将它当作是最信任的朋友和治疗伙伴，并与之合作，否则，要克服焦虑是非常困难的。

在本书第三部分的每一章，你都将学习如何利用潜意识来改变这个旧的模式并释放焦虑。这将是人生的分水岭。

# 为什么不能"克服焦虑"

许多焦虑症患者都被告知，焦虑只是脑中的想法，要做的就是克服这个想法。如此一来，有人会很容易觉得焦虑都是自己的错；如果有更强的意志力或自律力，就可以解决这个问题。当然，事情并没有这么容易。正如刚刚所了解的，原因之一在于，潜意识很可能阻止了你，使你无法克服焦虑。

让我们先来看看"克服焦虑"这一说法不合时宜的一些原因。准备好了吗？你的愧疚之旅即将结束。

这很可能是身体能量系统中正在进行的复杂过程，正是它使得焦虑治愈之旅寸步难行。

## 身体陷入了异常模式

如果身体被困在战斗 — 逃跑 — 僵住反应模式（或者我所说的异常模式）中，治愈焦虑就很困难。这种异常模式与掌控身体中战斗 — 逃跑 — 僵住反应的三焦经有关，三焦经会影响到神经系统，免疫系统，以及其他各种系统。这种异常反应基本上会在整个系统中产生一种危险感。可见，焦虑不只是"在你的头脑里"，而是存在于整个身体里。为了彻底治愈焦虑，你需要冷静下来，重新锻炼，让身体模式恢复到放松和平静的状态。换言之，我们需要让身体脱离异常模式，进入治疗模式。这是我们第四章的重点。

## 在系统中有堵塞的情绪

过去感受到的情绪可能会滞留在身体里。当这些情绪被堵塞时，你本质上是在感受其中每一种情绪（其数量之多可能达到数百甚至数千）。现在，你一点都不奇怪为什么会感到这么不舒服了，对吧？必须"保存"所有这些未表达的情绪就会产生焦虑感。将这些情绪从身体中释放出去，这将是我们在第六章所要讨论的话题。

## 身体的一部分可能坚信你需要焦虑

潜意识可能不仅知道哪些情绪被堵塞在身体里（这是显意识所不知道的），而且也可能正在利用焦虑来保护你。虽然这似乎完全违背我们的直觉，但焦虑往往来自潜意识，其目的是为了让我们感到安全。焦虑是一种存在状态，潜意识可能会觉得这样的状态能使你保持"高度警惕"，并帮助你"控制"事态。这种状态经常会产生一种错误的安全感。潜意识也可能会利用焦虑作为一种保护工具，不让你去处理它认为比焦虑更糟糕的事情。例如，潜意识可能会觉得，感受到焦虑比不得不处理真实感受更好，或者比不得不对你爱的人说"不"更容易。我们将在第八章学习如何识别并释放身体中认为需要焦虑的一些观念。

# 为什么不必尝试去"克服焦虑"

"比焦虑更强大""运用你的意志力""这是精神战胜了物质",这些都是我的客户的朋友和家人对他更快治愈的建议。做好康复的心理建设是必要的,也是健康的,但是强迫自己去"克服它"其实会使情况变得更糟。

事实是,根本性的改变——即使是向好的方向转变——会在体内产生巨大的阻力,进一步引发焦虑。

重要的是要知道,如果身体处于异常模式(或者说战斗—逃跑—僵住反应),它很可能会抗拒任何变化,受到强迫或推动时尤其如此。当我们试图快速改变这种模式时,三焦经(它控制战斗—逃跑—僵住反应)就会高速运行,从而造成更严重的焦虑。三焦经也支配着我们的生活习惯。当三焦经处于高度警戒状态时,它将努力抵抗所有变化,以确保我们的安全。这就是为什么我们处于压力状态时,很难改变旧习惯或形成更健康的新习惯。我们发现自己经常拒绝别人的帮助,感到茫然不知所措(三焦经是令人惊慌无措的最高统帅!),反对明知对我们有好处的事情,放弃自理,等等。这是因为三焦经对变化的抵抗是一种自我保护的形式,觉得任何新的或不同的东西都比原来被堵塞的境地更危险或更给人压迫感。

我们已经讨论了我们如何相信——即使只是在潜意识的层面上——焦虑会保护我们的安全。因为我们经常有一种根深蒂固的不安全感,强行推动我们去克服焦虑,可能会导致压力并使焦虑更为严重。事实上,身体可能会比你试图清除焦虑之前感到更不安全。

现在，既然明白了焦虑通常与潜意识有关，就可以理解为什么单独使用意识来"克服焦虑"是非常不明智的。为了获得充足的自控力，我们确实需要与意识和潜意识一起协同合作。

我们首先要做的是处理战斗—逃跑—僵住反应，让身体平静下来，重新训练，从而缓解焦虑症状，并向整个能量系统发送信息：现在放松并开始前进是安全的。

让我们开始吧。

## 本章小结

焦虑不是突然出现在弱小人群或脆弱者身上的。焦虑的出现可能很突然，但体内造成焦虑的能量不平衡状态可能已经存在很长时间了。

焦虑出现的方式有很多，或微妙或明显（包括身体上的一些症状），有人可能从未意识到这是焦虑。因为潜意识是如此强大，并与导致焦虑的原因紧密相连，所以，强制推动自己去"克服焦虑"实际上会使焦虑感变得更加强烈。

为了全面战胜焦虑，我们需要让身体的战斗—逃跑—僵住反应平静下来，同时利用潜意识去确定最初导致焦虑的是什么。

Chapter
**03**

第三章 ✚
## 潜意识的作用

焦虑从哪里来？为什么我越努力想要变得更好，情况却越糟糕？是什么触发了焦虑？如果我告诉你，对于这些问题，其实你早已有了答案，你会怎么想呢？嗯，这是真的。你只是还没有看到它们而已。这就是原因。

真正控制我们生活的是潜意识。潜意识就像一台人形电脑，记录着我们经历过的每一件事——包括来自生活的所有记忆、信息、感受、感知和事件。正因如此，为了治愈焦虑，我们需要知道的许多信息都被锁在了潜意识里。

在这一章，你将了解潜意识是如何被规划的，我们通过叩击进入信息库后可以发现什么，以及我们如何用肌肉测试法（有时称为能量测试或肌肉动力学）来实现具体操作。这绝对是我治愈焦虑时的分水岭，我相信，它也可以成为你的分水岭。

## 潜意识中隐藏的信息

潜意识不会分析，也不会推理。它收集并存储数据，然后根据所存储的数据来创建规则。对童年生活的理解成为潜意识用来指导我们生活中各种行为的信息、信念和感知。根据收集到的数据——主要是儿童时期（7岁以下）的数据，潜意识会制订生活中应当遵循的"规则"并根据这些规则指导行为。这有点可怕，试想一下，我们的大部分决策都来自大脑中信息量最少而行为又像7岁孩童的那部分，而且基本上是我们很难接近的那部分。用孩子的话来说，潜意识就是我们的老大！到目前为止，很可能还没有任何方法可以改变这一点来达到治愈焦虑的目的。呀！你可以看到潜在的混乱。

以上有关潜意识的运行机制造成了两大难题。

首先，对治愈焦虑或许非常有用的数据很可能就阻塞在潜意识里，有些信息是为了更有效和更彻底地治愈而需要释放的东西。但如果不知道那些信息是什么的话，我们又如何能将它们释放呢？在潜意识所熟知的经历中，我们可能只记得很小一部分。而且，正如之前所说的，头脑中的理性部分可能不是找出哪些问题需要解决的最佳选择（否则，我们也就不会陷入今天的境地了）。

其次，如果潜意识的规则和编程对我们来说其实并没有好处呢？令人惊讶的是，潜意识居然在这么长的时间里都一直处于自动运行状态，让我们可以不假思索地去洗手间、写作或完成其他那么多的事情。从神经处理的角度来说，潜意识的能力是意识的一百万倍以上。但是，如果那些困在潜意识里的想法正在妨碍我们的生活呢？在不断回顾过去的记忆、经历及其理解时，我们沿着这些神经通路创造了新的细胞，加强了可能导致焦虑的旧的反应模式。这很可能会成为一个恶性循环。

希望你现在是在笑而不是在哭。如果在哭的话，也别担心。好消息是，当我帮你挖掘潜意识时，你最终会发现自己为什么一直焦虑不安，而且焦虑了这么长时间。此外，你还会发现一些新信息，帮助你摆脱困境，继续前进。

## 为什么潜意识里的东西很重要

利用潜意识是治愈焦虑的一大助力，因为如果不知道潜意识里有什么，就不能对它进行释放或加以改变。而且，如果你和以前的我一样，或者像我大多数客户一样，你就不知道是什么真正导致了焦虑或者让你一直困在焦虑之中。如果知道焦虑的原因，好好处理导致焦虑的原因将会带来巨大的改变。

潜意识可以帮助识别焦虑的原因，并通过协同治疗帮助克服焦虑。下面是具体操作。

### 利用潜意识确定焦虑的原因

记忆中的一些事情可能与你抗争了几个月甚至几年的焦虑有关。也许你还记得生活中某件特殊的事情，比如因为被独自留在家里而感到害怕。这样的事情或许是一个诱因，你也可能觉得它与焦虑有关，因为它对你的逻辑思维来说是有意义的。孤独＝恐惧＝焦虑，这样说似乎很合理。有了这个想法，你可能会花上数年的时间，试图从对独自一人的恐惧导致焦虑这个逻辑角度来治愈焦虑。但实际上，你可能走错了方向，却毫不知情。情绪是没有逻辑的。这就是为什么要用一种完全不同的方法，也就是肌肉测试法，才能找到问题真正的根源。

我有很多客户之前已经接受了 10 到 20 年治疗。来我这之后，我们努力解决他们的情绪问题——比如，因为父母离婚而受到压抑的情绪。但探寻潜意识之后才发现，导致他们焦虑的完全是其他的事情——比如，弟弟妹妹的出生（在他们的记忆中，这样的事情甚至不是创伤性的）。我们在潜意识中发现的线索和信息可能是令人惊讶的，而且我的客户一开始还会持怀疑态度，或者质疑它们。但接下来，清除与这些信息相关的能量后，他们看到情况有了很大的改善。

虽然我们的大脑总想以最合乎逻辑的方式来解决难题，但我发现，逻辑推理通常无法解释哪些东西会导致焦虑、哪些东西不会导致焦虑，也不能解释为什么焦虑会发生在某些人身上，而不会发生在其他人身上。我经常看到有人提及一些确实有道理的方式——比如，探寻某段年龄和某些经历。我会说："是的，那当然会导致焦虑！"我也会用肌肉测试法帮助客户确定是否与年龄和经历有关——虽然这些因素看起来似乎与焦虑无关，但在清除这部分的情绪能量之后，焦虑症有好转。接下来，我们来看几个例子。

找我治疗恐慌症时，杰克告诉我，8 岁那年在医生办公室里有过一次不好的经历，自那以后，他一直都很害怕，有了一些类似强迫症的症状，不敢摸东西，怕万一生病就不得不看医生。这似乎很有道理。然而，他虽然多年来一直在接受治疗，甚至针对那次经历做过催眠治疗，但他的恐慌症却没有任何改善。就像你很快会学到的那样，我们做了肌肉测试，得知杰克的恐慌症其实与几个不同的年龄段有关。这种情况很常见，因为导致焦虑的原因往往是多方面的，看起来更像一张需要清理的能量网。

我们通过肌肉测试确定了两个年龄，分别是 2 岁和 4 岁。杰克不记得那时候有过什么创伤性的事件，但当我开始提问题时，他意识到，弟弟和妹妹就是在那两年里出生的。对于成年人来说，那似乎是一段快乐的时光！而且，当杰克问妈妈他当时有什么反应时，她说他很开心见到新生的弟弟妹妹。但杰克和我发现，在那两年里，为了保护新生婴儿，大人总是不停地向他强调要洗手。家里每个人都害怕生病，这让杰克感到很恐慌，而且给他造成了非常大的影响。也许这就是后来他 8 岁那年在医生办公室因为不愉快的经历而重新恐慌的最初原因。在整个人生中，最初的一次或多次经历看起来可能微不足道，但经历这些事情时的年龄和当时处理生活困难的能力却决定着我们今天会在多大程度上受到影响。

在我与杰克一起围绕这几年发生的事情释放被堵塞的情绪（第六章）、清理过去未处理的经历（第七章）和改变有害的观念（第八章）之后，杰克的恐慌症马上好转了。你也将学习如何具体操作。

## 利用潜意识释放焦虑

我们已经认识到，潜意识可以让我们在不假思索的情况下行动，这是多么了不起啊。然而，如果潜意识中的规则（孩提时代创造的）与大脑意识（成年后编程的）所试图达到的目标 —— 治愈焦虑 —— 强烈冲突时，问题就出现了。

潜意识将根据它的规则和程序来指导行为，而且无论如何都要坚持到底。这就是潜意识如何"保护"我们，或做一些它认为对我们有好处的事情的方式。假如，出于某种原因，潜意识认为保留焦虑比释放焦虑更好的话，它就会坚持这一原则，并按照这一原则指导行为。这种类型的信息就会成为障碍，阻止我们找到治疗目标。

我的客户阿丽莎就曾与这种困境抗争。对她来说，焦虑始于高中。她是 16 岁时第一次注意到焦虑问题，但她认为焦虑的出现似乎并没有明显的原因。我们发现，对阿丽莎来说，有时候焦虑是对朋友们说"不"的唯一方式。阿丽莎是一个讨人喜欢的人，说"不"对她来说几乎是不可能的。但是，她的朋友们对这种焦虑富有同情和宽容理解，她会因此感到一种解脱。因为焦虑，她可以更轻松地说，不想参加聚会，或者不想帮朋友做家庭作业，没有人会质疑这一点。此外，她的父母不再对她的成绩施加压力，因为只要她能设法去上学，他们就会感到开心和满足。

我们发现，她的潜意识里有一些规则，告诉她焦虑是唯一能说"不"的方式。当然，事实上，她也有其他一些说"不"的方式，但对她的潜意识而言，焦虑是最好方式！这成了她身体中的坚定信念，而她的潜意识会为了实现这一点而帮助创造焦虑。如果她开始感到难以说"不"，她的焦虑感就会开始变得强烈起来。

在我们发现之前，这种模式一直隐藏在她的潜意识中。为了改变我们赖以生存的规则，我们首先需要做的就是识别这个规则。这也是我们为阿丽莎所做的，她的焦虑几乎立刻就极大好转了。你将在这本书中学习到更多关于如何做到这一点的知识。

在我治愈自己的过程中，我在潜意识中发现的一些信息真的令人惊讶，有的也令人尴尬。但通过协同合作，我发现了需要释放的能量，那是我用理智的思维方式不太可能发现的。这使我能够处理我从未意识到的一些问题，也让我得到了以前从未得到过的结果。

学习与你的潜意识交流就像坐了一次疯狂的过山车，但它的每一个转弯都是值得的。保持开放而好奇的心态，你就会明白我的意思。

## 通过肌肉测试进入潜意识

本书所讨论的治愈方法中，有一种简单的肌肉测试法，可以用来深入潜意识。你可以用该技法确认并释放以前从未处理过的情绪包袱，并得到过去从未得到过的结果。通过肌肉测试，你基本上可以确定自己需要做什么来治愈焦虑。

肌肉测试是一种能量检测技法，而不是能量治愈技法。我们用它检测和识别需要清除什么，然后用即将学习的能量治疗技法进行清理。肌肉测试法和能量治疗技法共同发挥作用，就像大脑中的显意识和潜意识共同作用一样。只与其中一个协同也能完成治愈，但如果将两者结合起来，就像拥有了一个强大的团队。肌肉测试会提供很多线索，让你清楚自己需要清理哪些被堵塞的情绪、未处理的经历和有害的观念，我们将在第六至第八章介绍具体操作。

肌肉测试是我为了深入内心隐藏智慧时学会的第一种方法。因为使用肌肉测试法很长时间了，我已经把它看作是直觉训练的方向盘，现在可以非常自然而直观地得到很多信息。

现在，我们来谈谈什么是肌肉测试以及它是如何运用的，然后，最重要的是，如何用它来释放焦虑。

正如你已经知道的，身体是由能量构成的。我们的整个系统本质上是一种能量系统，这个系统影响着身体和潜意识之间的能量流动。我喜欢把神经系统想象成一根长长的天线，接收着我们环境中的能量频率，甚至是科学仪器都无法测量到的精微能量。与潜意识相连的能量系统会对其他正能量和负能量做出反应。如果有什么东西影响了能量系统，使之不能维持身体的能量平衡（换句话说，如果它不能对身体产生积极影响或不能与身体保持一致），身体的能量系统就会暂时"短路"，从而影响能量在肌肉、腺体和其他器官中的流通（正如我们在第一章所了解到的那样）。能影响我们能量系统的是思想、情绪、食物和其他物质。

为了找出哪些因素会使潜意识里的思想和身体保持一致或产生共鸣，我们可以直接向它提问。在问完这些问题后，我们将利用身体肌肉对这些问题的响应来看看身体给出的答案是什么，因此我们称之为"肌肉测试"。简单来说，肌肉测试是一种超酷的技法，通过问身体一些问题得到明确的答案，这是我们靠自己无法破解的。这就像将一根电话线直接连到潜意识里。

以下是肌肉测试的工作原理：

◎ 如果我们做出一个设定：身体和潜意识在核心层面上一致（这个设定对我们来说是正确的），体内的能量系统将继续不受阻碍地流动，肌肉则将保持其全部力量。

◎ 如果我们做出一个设定：身体和潜意识在核心层面上不一致（这个设定对我们来说是不正确的），体内的能量系统就会暂时短路，而肌肉会迅速变弱或锁定能量。这种状态是暂时的，一点儿也不危险。

以上两种反应都有助于解释身体想要表达什么。

**重要提示**：如果肌肉测试不能马上成功，也不必感到惊慌。虽然很多人可以迅速掌握肌肉测试，但我花了将近一年时间才掌握它。在本书中，我会介绍很多技法，不用肌肉测试也能继续治愈之旅。这只是引导我们前进的一个有用工具，但对于我的治愈方法而言，这并不是成功的必要因素。


## 肌肉测试的两种方法

肌肉测试方法有很多，通常我会介绍以下两种，我认为这是最容易学习的方法。练习时尽量放松，保持好奇心。别担心自己做得不够完美。进行肌肉测试是因为这样比猜测要好得多，就像到现在为止一直做的那样，但是我们并不依赖于测试的准确性，在这个过程中不要给自己施加太大的压力。

# 站立式测试法

通常来讲，站立式测试法是易于初学者掌握的测试方法。它的工作原理是：思想和情绪在神经系统中产生一定的反应，该反应影响运动反应（身体的运动）；大脑中的无意识部分 —— 即不用逻辑和理性思维的部分 —— 会本能地受到它认为积极的或真实的东西的吸引，从而排斥它认为不真实的东西。

如果在身体处于放松的站立状态（但仍然能够毫无障碍地移动）时提问，身体将不自觉地向后倒或向前倾，这将有助于确定它是否与某观念意见一致。记住，语言也是能量，所以说话会在身体中产生某种反应。

如果不能移动，也可以坐在椅子上进行站立式测试。在运用这项技法时，我们实际上是把身体看作一个摆锤。

1. 站直或坐直，双脚分开与肩同宽，脚尖朝向正前方。

必须确保两脚脚尖都朝向正前方，一点都不能向内或向外侧转。全身放松，双手放在身体两侧，自然下垂。如果闭上眼睛也能安全地站着，就闭上眼睛。深吸一大口气。

2. 现在，准备好了，可以问你的身体一些问题了。能量系统将吸收你所说话语的能量，并且不自觉地对这些问题做出响应。

首先，确保能得到一个准确的基础测试结果。这只是为了确保身体会做出恰当的响应，这样就可以相信测试结果是准确的。

大声说出这句话："给我看一下'是'。"你的身体应该会不由自主地微微前倾，意思是"是"。这是身体在告诉你，它与你所说的话意见一致或有共鸣。你可以把这看成是点头，只是整个身体在动。接下来，大声说出这句话："给我看一下'不是'。"你的身体会不由自主地稍微向后倒，意思是"不是"。这是身体在告诉你，它拒绝认可或排斥你所说的话。

你可能会遇到不同于这种标准化向前或向后响应的情况。例如，我有几个客户，他们的身体稍微摇摆并向左微倾表示"是"，用一动不动的中立姿势表示"不是"。我们发现这只是他们身体的独特反应，我们完全接受这一点。因为我们确切地知道了他们的身体是如何显示"是"或"不是"，所以仍能得到准确的答案。你对自己的非标准化反应也要保持开放的心态。

如果你的响应与原本应该有的响应完全相反（意思是向后表示"是"，向前表示"不是"），很可能是因为你的能量被扰乱了而且处于不平衡状态。做几次深呼吸，然后放松。做做胸腺叩击，持续30~60秒，将有所帮助。过于理智会干扰身体的自然响应的过程。没关系，只要继续努力就好了。你可能需要一些时间才能相信这项技法并让它发挥效果，尤其是想控制局面的时候。还是那句话，我也是花了很长时间、做了大量练习才学会将它运用自如的。

3. 现在，我们再来玩这个游戏，你就知道这有多大的帮助。

大声说出"治愈焦虑是安全的"这句话，注意身体的反应。或者，你也可以用疑问句的形式问你的身体，并注意它的反应。用什么形式提问都没关系，你可以选择你觉得更自然的方式——无论是疑问句还是陈述句都可以。

只要放松，让身体可以向前或向后自然倾斜。这就是它给你答案的方式。只有当你放松的时候，这种情况才会发生。所以，如果你对它进行分析或试图提供"帮助"的话，就会干扰这个过程。如果身体稍微前倾，是潜意识和身体在说："是的，我同意你刚才所说的话。"这意味着，在核心层面上，你的身体相信治愈对你来说是安全的，而且在潜意识深处，你是同意该说法的。这就是我们想要的结果，尽管这种反应非常罕见。

如果身体向后倾斜或向后倒，排斥你所说的那句话，就是潜意识和身体在说："不，治愈对我来说是不安全的。"不过，不用担心。这不是真的，这只是一种想法。我在客户身上也经常看到这样的反应。这只是身体当前的看法，而这样的想法是会改变的。这就是我们做这项工作的原因。如果你得到的答案也是否定性的，你可能会惊讶地发现这种情况再正常不过了。为了治愈，我们需要身体和潜意识在核心层面上达成一致，同意治愈是安全的，这样就可以在没有任何抵抗的情况下勇往直前。好消息是，你将在第八章学习如何清除不好的想法以及可能阻碍你治愈的许多观念。根据以往做过的数千次客户治疗，我将分享一些需要改变的普遍想法，并将告诉大家如何去发现一些要改变的想法。

在肌肉测试时，非常重要的是：放松，尽量不去想可能的答案，只关注问题或话语本身。因为身体会对思想、情绪等能量做出反应，所以，如果脑海中想一堆杂七杂八的事情，比如答案可能是什么，就会影响到身体给出的答案。我完全理解大家会那样想，因为人都是喜欢分析的。但是，为了让肌肉测试法发挥真正的作用，请试着放手，并保持开放的心态。

## O 环测试法

我想再和大家分享一种肌肉测试法，可以作为站立式测试的替代方法。我称之为 O 环测试法（见图 3-1）。用惯用的那只手，将大拇指和中指的指腹贴合到一起，构成一个"O"环。不要太用力。现在，将另一只手的食指插入进去，靠在拇指和中指连接的地方。食指就像一个钩子。用中等力气将食指从 O 环里往外拉，试着把 O 环拉开。

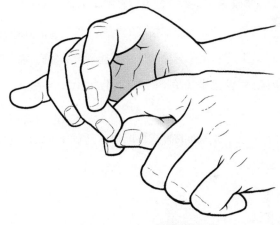

图 3-1　O 环测试法

正如站立式测试中所做的那样，说出是或不是，或者问一些用是或不是来回答的问题。在说出句子或提出问题之后，试着用食指把 O 环拉开。

当提出问题后用"钩子"往外拉 O 环时，观察身体的反应，以确定潜意识给出什么答案。不要用太大的力气，因为如果力气够大的话，你肯定会打破手指构成的 O 环。相反，你会想把手拉开，看看

"O"环是否很容易松开，其实就是想看看构成 O 环手指的力气是否变弱了。

做站立式测试时，向前倾是身体对"是"的响应，向后倾是身体对"不是"的响应。在 O 环测试中，如果 O 环毫不费力地保持原状，就是身体在说"是"或"我同意这个看法"。这意味着，你在 O 环中没有感受到任何"松开"的感觉。如果觉得 O 环变弱，想要在压力下打开或分开，就表示肌肉处于暂时的短路状态（就像本章开头提到的那样）。这意味着身体在说"不"或"我不同意这个看法"。

用 O 环进行肌肉测试不是手指间的较量。你只要注意 O 环在"钩子"的轻微压力下是否会有所松动。这可能需要一段时间校准才能得到恰当的结果，就像把煤气炉上的火焰调到刚刚好一样。好好练习，你会找到刚好合适的平衡点。

为了简单易懂，用下面的等式可以快速判断身体正在通过肌肉测试表达什么意思：

**站立式测试：**

向前倾 ="是的，我同意。"

向后倾 ="不，我不同意。"

**O 环测试：**

O 环在压力下保持不变 ="是的，我同意。"

O 环在压力下松开 ="不，我不同意。"

肌肉测试法有很多，站立式测试和 O 环测试是我最喜欢的两种测试方法，但如果有兴趣的话，你可以对肌肉测试技法做进一步探索，也可以用摆锤测试代替肌肉测试，那个可能更容易。我将在后面分享具体操作。

我不能夸大肌肉测试的价值，也不想说每个人都能马上学会。事实上，我最初是在一个研修班学习肌肉测试法，班上 30 个人，我是唯一一个没有掌握肌肉测试的人。因为沮丧，我几乎想放弃了，不过还是选择了继续努力；随着时间的推移，我终于学会了。无论是否掌握了肌肉测试，你都可以用下面的方法，继续进行。

## 肌肉测试的另一种选择：摆锤测试法

现在，我想分享另一种方法来进入潜意识。这相当于肌肉测试，但有人觉得做起来更容易。这种技法叫摆锤测试法。不同于用身体做测试，这个方法用的是摆锤，来充当能量的传递管道。首先，准备一条项链或一根带重物的绳子。用一条带着挂件的项链，如果没有的话，也可以用一根绳子穿过一个螺栓。要有足够的长度以便重物端悬下来并能自由摆动，但没有具体的长度和重量要求。现在，用手指勾住，让带摆的链条或绳子在你面前自然垂下。应该让绳子或链条从指尖垂下来并能重物在底部。

正如站立式测试和 O 环测试时一样，你可以说出是或不是，或者向摆锤提出用是或不是来回答的问题。然后，摆锤会对能量做出摇摆响应，就像身体在站立式测试中所做的那样。首先，确定摆锤会以什么方式对"是"和"否"做出响应，用以对摆锤定下规则，这样做是有好处的。你可以这样说，说"给我看下是"，然后观察摆锤会做什么。然后说"给我看下不是"并进行观察。通常来讲，摆锤会向前摆，离开身体，然后向后摆，靠近身体，这是表示"是"；左右横向摆动表示"不是"。但是，每个人对"是"和"不是"的响应可能不一样。例如，你的摆锤可能会用转圈圈表示"是"，静止不动表示"不是"。只要你能确定摆锤对"是"和"不是"的响应方式，任何响应方式都可以。

确保手臂放松（可以把手肘放在桌子上），让摆锤自由摆动。在说完话或提出问题之后，仔细观察摆锤的反应，弄清楚潜意识正在传递的答案是什么。

在摆锤测试中，如果摆锤做出了"是"的响应——无论是什么，就是身体在说"是的"或"我同意对这个问题的看法"。相反，如果摆锤做出了"不是"的响应——无论是什么，就表示能量系统出现了暂时短路，就像我们在本章开头所讨论的那样。身体正在对这个问题说"不"或"我不同意对这个问题的看法"。

在本书中，我将用"肌肉测试"一词，只是为了简单起见，但请注意，肌肉测试和摆锤测试是完全可以互换的，因此，哪个更有效就用哪个吧。


## 肌肉测试小贴士

我刚开始做肌肉测试时遇到了很大的困难，因此我总结了很多小窍门，使结果尽可能精确。但请记住，哪怕再有用，这也只是个工具。因此，测试过程中，最好能放松。下面是我的一些建议：

⊙ 确保身体水分充足。能量的运行需要水，如果身体脱水了，能量系统将无法正常工作，很难提供明确的答案。

⊙ 如果没有明确的答案，就换一种方式提问。有时候，如果方向不对，或者需要稍微调整问题，身体就不会做出反应。这时候，只要改变提问式，就好像你告诉朋友一些事情而他们却困惑不解时，你在用词上做出一些细微调整那样。

⊙ 深呼吸，在两个问题之间短暂停顿，让身体和大脑重新校准。过快的运动会导致感官超载，系统会冻结，给出令人困惑的答案。

⊙ 远离电子设备，因为身体的能量流会受到干扰。

⊙ 只用肯定形式做陈述句提问题。例如，如果想确定内心深处是否相信自己可以治愈，就不要说我不能治愈，而是说我可以治愈，看看身体会如何反应。在肌肉测试时用否定方式会使身体感到困惑不解。

⊙ 注意：不要用肌肉测试法预测未来，确认自己是否能中奖，在孩提时代是否受过虐待或遭遇过忽视，也不要根据测试结果做出重大的人生决策。身体对这类问题的回答是不准确的，而且根据肌肉测试结果进行决策是危险的——我和许多其他非常熟练进行肌肉测试的人都可以用我们的经验告诉你这一点！肌肉测试是一种工具，只用来观察身体与什么产生共鸣，这样就可以改变和释放不再为你服务的情绪能量。

⊙ 我们将在接下来的章节中使用肌肉测试，因此你将有很多机会练习该技法。耐心点，敞开心扉，直到掌握诀窍。在那之前，我仍然会教你如何在不进行肌肉测试的情况下识别阻塞的能量并清除它们。你不需要进行肌肉测试也能治愈，但如果能掌握诀窍，你会发现，它是非常有用的。

现在，你已经了解了情绪和能量系统的基本知识和肌肉测试技法，可以正式开始治愈焦虑的冒险之旅了。先冷静下来，重新训练身体的能量模式吧。跟我来！

## 本章小结

虽然焦虑可能是一个令人困惑的、非常复杂的问题，但是，我们体内其实有大量的信息和惊人的智慧，知道是什么导致或诱发了焦虑。只是潜意识里可能有一些规则使你很难克服焦虑并康复。

好消息是，通过进入潜意识，你可以取得巨大的成功，甚至加速治愈进程。肌肉测试和摆锤测试是帮助治愈焦虑的两个有用工具。

Part
**2**

第二部分

# 现在开启治愈

Chapter
**04**

第四章 ✛

# 平静下来，重新训练身体的
# 能量模式

在这一章，我们将进一步探讨身体的战斗—逃跑—僵住反应（我称它为异常反应），帮助你理解为什么焦虑很难治愈。大多数人描述的不知所措的感觉实际上是这种能量模式的一部分，它使人感觉自己被困在僵住不动的状态里无法自救。这种模式会造成持久性自我破坏的恶性循环。

我们将制订一个特定的方案，来使你身体里的不寻常反应平静，这本质上是一个再培训计划。我将教你一些非常容易实施的技法，并推荐你将之作为简单的日常练习计划。接下来，你将迈出治愈焦虑的第一步。

## 战斗—逃跑—僵住反应

战斗—逃跑—僵住反应（也就是异常反应）受三焦经能量系统控制。为了更好地理解三焦经（见图4-1），可以把它想象成身体里充满保护欲的"熊爸爸"。如果身体中有未处理的情绪能量,三焦经的某个地方就会进入恐慌或超负荷状态,暂时停止正常工作,尽力保护你,不让这样的事情再次发生。不管怎样,这好歹也是一种保护,只是这种保护会使身体处于异常模式。这种反应其实是一种压力应对状态,由交感神经系统协调。

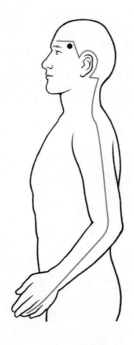

**图 4-1 三焦经**

人在害怕时通常有三种应激反应:战斗(受到激励,想对抗当前的情况)、逃跑(想尽可能快地远离压力)或僵住(僵住不动,什么都做不了)。我们可能会做出其中某种反应,也可能在不同时间做出三种不同反应。从内心来讲，我其实是个逃跑至上者。遇到问题，出现畏难情绪，或者面对无法承受的事情，我的本能反应就是订票去度假。如果不能度假，我就去外面吃饭。这些都是逃避压力的例子。如果不能逃出家门呢？那就什么都不做，放松下来。我会去洗个澡，闲逛一会儿，对发生的事情不予理会。这些就是僵住不动不作为的例子。如果按照这些倾向行事，是一种不健康的模式。

　　重要的是要知道，压力有时是有益的。面对真正的危险时，我们需要大量化学物质来帮助战斗（自卫）、逃跑（逃离危险）或僵住不动（躲避或藏起来）以避免危险确保安全。事实就是这样。

　　可以举个野生动物的例子，来看看战斗—逃跑—僵住反应如何发挥作用。面对危险时，动物会进入战斗—逃跑—僵住模式，以此来逃避危险，老虎"战斗"，兔子"僵住"，羚羊则"逃跑"。但是，当危险过去，它们会摇晃身体、浑身颤抖，以此释放压力。然而，人类没有那么擅长释放压力。因为在快节奏文化中不断进化，我们的系统已经到了这样的地步：无法确定实际危险或威胁的压力与未解决的情绪包袱的压力之间有什么差异。对身体来说，它们都是"压力"。此外，因为通常没能早点学习如何缓解压力，我们往往没有办法释放压力并继续前进。于是，我们陷入了异常状态，这种状态不仅会导致焦虑，而且会阻止我们治愈焦虑。

　　你开始更同情自己被情绪所困了吗？但愿如此！

# 战斗—逃跑—僵住反应如何影响身体

虽然有人可能相信"焦虑都是头脑中的想法",但我要解释一下,为什么这与事实相去甚远。

记住,在战斗—逃跑—僵住反应模式下,一方面,体内郁积的情绪会导致能量停滞不前;另一方面,三焦经会尽一切可能保护我们(就像熊爸爸保护幼崽那样)。如此一来,交感神经系统进入应激状态。于是,我们得到的结果刚好与想要的治疗效果背道而驰。

战斗—逃跑—僵住的反应模式会引发以下生理应激反应:

- 血液从胃肠道、脾脏和其他非重要器官流出。
- 身体产生过多葡萄糖。
- 由于肾上腺素释放导致皮质醇水平增高,部分免疫系统受到抑制。
- 与短期和长期记忆相关的大脑区域受到影响。
- 心率增加,血压升高。

如果不解决导致这种动能变化的情绪包袱,就可能长时间处于这种异常状态,这正是焦虑出现时的情况。提醒一下,情绪或压力本身并不是问题,它们完全正常。问题在于体内的能量系统如何应对这些压力的影响,因为这些压力会导致能量失衡,从而产生焦虑。

身体有惊人的能力来保护自己(通过战斗—逃跑—僵住反应模式反应),也可以修复和治愈自己。棘手的是,这些过程不能同时发生。只有把身体从危机中或异常状态中解救出来,才能开启全面治愈模式。但这并不意味必须完全平静下来或消除所有压力之后才能治愈，这仅仅意味着，有必要先进行重新编程，使身体尽可能感到安全和放松。这就是我们接下来要做的工作。

## 平静下来，重新训练身体

治愈焦虑最有效的方法是终止战斗 — 逃跑 — 僵住反应。换句话说，就是让三焦经相信从异常模式改为放松模式是安全的，冷静下来、放松地过自己的生活是安全的。

努力终止战斗 — 逃跑 — 僵住反应实际上是引导能量系统进入放松状态。这时，副交感神经系统就会正常执行"休息和消化"功能，治疗模式就此开启。神经系统是这个过程中的绝对关键因素。

我们可以通过以下方式来帮助自己达到冷静和放松的状态：

### 第 1 步：让身体平静下来并重新训练

本章的叩击练习可以用来重新训练三焦经，使其平静下来，激发放松反应，而不是异常反应。

### 第 2 步：解决焦虑的根源

在本书第三部分，我们将清除往日的情绪能量 —— 就是这些能量诱发了焦虑。这些情绪包袱会扰乱体内的能量系统，引起战斗 —

逃跑 — 僵住反应。这就是为什么有必要按照我描述的两个步骤进行操作。

我们将从冷静、重新训练能量模式开始。如果能让身体放松，哪怕是一点点，也更容易清除长期贮存在体内的情绪包袱。

实现放松反应有很多方式，包括冥想、瑜伽、气功，等等。不过，在我自己的焦虑治愈过程中，这些事情我一件都做不了。我实在是太紧张了，怎么都没法放松！

我的焦虑治疗过程是有效的，不需要集中精力或遵守纪律，也不需要坐着不动。转移战斗 — 逃跑 — 僵住反应的能量，这样可以更轻松地开展一些深层次工作，清除最初导致焦虑反应的那些情绪能量。

按照这些步骤操作，冷静下来、重新训练身体的能量模式，同时释放造成焦虑的情绪能量（第六章到第八章）。如此一来，再也不必害怕生活，也不再需要应对焦虑的诱发因素，因为你将改变身体与这些诱因以及周围世界的整个关系。很快就可以消除焦虑了！

## 每日计划：平静下来，重新训练身体

让异常反应平静下来，最重要的是，必须做到持之以恒。我们应该将身体的异常模式看作一种坏习惯；只有用温柔的方式，加上坚持不懈的努力，才能改变这个坏习惯。我把这个再培训过程比作对小狗的如厕训练。如果你曾这样训练过，就知道这种训练需要前后一致、需要坚持不懈并且始终如一。哦，是的，还要有耐心！当小狗如厕走错地方的时候，必须一遍又一遍地告诉它应该怎么做。不能只是偶尔做做，否则训练就白做了。能量系统的情况与此完全一样。想象自己就是这只小狗。当身体处于异常模式时，你需要一遍又一遍地向它展示更好的做法（放松模式），直到放松模式变成身体的默认反应。每天用这些简单技巧时，告诉身体说："嘿，我们现在来做让人平静的事情，而不是以前那种让人害怕的事情。"

三焦经的能量对于变化是有抵触的，对于极度恐惧是高度敏感的。因此，要想三焦经配合，最有效的方法是采取温和而细微的操作，逐步改变身体中长期的异常模式。虽然持之以恒是实现目标的必要条件，但这并不意味着必须一次数小时地练习。实际上，更有效的做法是，一次几分钟，一天多次，每天坚持。为了养成新的、更健康的习惯，一段时间的实践练习是需要的。

# 训练技法

每天用以下三种技法使身体平静下来，接受重新训练。每种技法都非常简单，只要几分钟就能做完。试试这些技法，看哪种效果最好。如果感觉到能量转移，身体平静下来，思维更加清晰，那么，所用的技法便是有效的。

## 前额放松

如果你曾用逻辑理性来试图摆脱恐慌，你一定知道：身体处于异常模式时，大量血液会离开大脑额叶，使思维变得模糊；在这种情况下，我们很难冷静下来。我从唐娜·伊登那里学会了：利用指尖的电磁能量帮助血液回流到大脑额叶。这样就可以平静下来，想想下一步该怎么做。

将指尖轻轻地放在眉毛上方的前额区域。我喜欢把大拇指放在太阳穴上（因为太阳穴在三焦经上），同时将手掌覆在眼睛上。这个姿势看起来就像在和婴儿玩躲猫猫那样。只要双手保持这个姿势，自然呼吸，坚持，最少30秒，最多几分钟，直到感觉指尖微微颤动，或者感觉更加平静。

## 三焦经推拿

如果三焦经充电过度，体内的肾上腺素就会过剩，我们就会感到恐慌。幸运的是，有个很好的方法可以驯服这条经络，让它平静下来。具体操作是逆向推拿三焦经（见图4-2），从而轻轻地释放当前不需要的多余能量。

双手贴住两边脸颊，这样一来，指尖贴在太阳穴上，手掌贴在脸颊上。现在，慢慢地，用心地，双手向上，绕过耳周（双手始终接触头部），然后沿着脖子两侧向下，直到双肩。现在，举起双手，交叉双臂，每只手放在对侧肩膀上，然后向下滑动双手，形成自我拥抱姿势，然后双手自然相握，整组动作结束。重复练习几次。

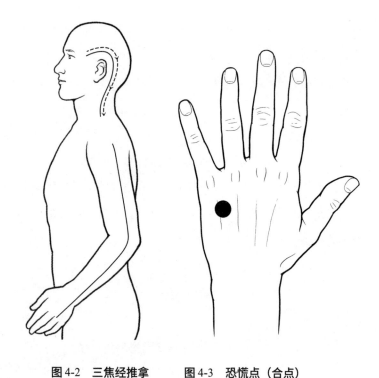

图 4-2　三焦经推拿　　图 4-3　恐慌点（合点）

## 恐慌点叩击

　　每只手的手背上都有一个神奇的地方，对安抚身体非常有帮助。它大约在手背的中间部位，在小指和无名指之间的凹槽里，就在三焦经上。它的名字叫恐慌点，也叫合点（见图4-3）。叩击或按揉这个点位，可以使三焦经的能量平静下来，对身体产生直接效果。只要用另一只手的三四个手指轻轻地叩击或按揉这个部位，同时配合深呼吸。这个做起来非常简单，把手放在餐桌下或书桌下都可以做得很完美。因为恐慌点位于三焦经的能量路径上，所以，叩击这个点其实就是给能量发送一个"向后退"的信息，避免身体陷入过度保护模式，从而冷静下来。

## 何时使用这些技法，每次持续多久

要想改变三焦经的习惯和模式，每天至少练习3次，最好是早中晚各一次。但也没有严格的规定，所以选择效果最好的时间练习就好了。

在第一章，你已经了解了3种有效的基本练习（接地、眼周交叉按摩和胸腺叩击）。这些练习有助于恢复能量平衡，为焦虑治疗打造坚实的基础。希望你已经习惯了每天练习。现在，我们要把刚刚学到的平静和再培训技法添加到日常练习中去。

有两种方法可以将这三种新技法结合起来。

首先，当恐慌或压力模式被触发时，必须立即开始练习平静技法，前额放松、三焦经推拿练习或是恐慌点叩击，选哪个都可以。只有这样才能告诉身体该怎么做，而不是惊慌失措。如果坚持练习（至少连续30天），就可以感觉到身体对压力的反应发生了变化。

其次，将这些技法整合起来，一天分3次练习。具体时间可以定闹钟或者记在心里，例如：早晨（起床时）、中午、晚上（睡觉前）。当然，时间设定不必特别精确，但应尽可能平均。简单来说，每个时间段选择一种技法，每次至少练习2分钟，每天总共练习6分钟。进一步的目标是将练习时间增加到每次练习 5 分钟，每天总共 15 分钟。

以上两种技法练习都能让能量系统恢复平静。温馨提示，应该练习"这些"（冷静下来），而不是持续"那些"（异常模式）。就像训练小狗如厕一样，只要坚持下去，就有回报！或许我们还没有意识到，身体就已经放松了。

## 本章小结

为了彻底释放导致焦虑的能量，必须控制身体的战斗 — 逃跑 — 僵住反应（即"异常反应"）。在面对压力或创伤的时候，身体会短暂性地进入战斗 — 逃跑 — 僵住反应模式，这是很正常的。然而，如果身体持续性地处于这种异常状态，就有问题了，因为这种状态可能导致焦虑，或使焦虑难以治愈。为了成功地消除焦虑，必须先处理三焦经的能量（管理战斗 — 逃跑 — 僵住反应）。让这种反应平静下来是焦虑治疗方案成功的关键，其实也是对身体能量模式的再培训。

接下来，你将要学习如何用一种全新的方式处理情绪感受。然后，释放深层次的情绪障碍，以获得全面、彻底的治愈。你能做到的！

# Chapter 05
## 第五章 ✚
## 处理情绪感受

情绪是人的自然组成部分。虽然我曾因为感觉太棘手而拒绝处理自己的感受，但现在，我明白了那样做的代价：焦虑，有时甚至是身体疾病。压抑我们的情绪，如愤怒、恐惧、沮丧，会让我们的身体难以承受。为了身心健康，必须采取一些手段来处理当前的情绪感受。即使以前从未这样做过，现在开始也不晚。事实上，处理情绪感受是第一步，是为了教身体如何放开这些情绪而不是紧抓不放。仅仅是这一点——处理好感受，不因情绪压抑而焦虑——就会迅速对焦虑治愈产生巨大的积极影响。

最好的出发点就在当前。因此，本章你将学习具体做什么来处理艰难情绪——从根本上来说，就是导致焦虑的情绪。这样一来，你马上就会变得心情开朗。我将介绍两种有效的方法：情绪释放技法和脉轮叩击技法，这两种技法可以交替使用。

下一章你将学习如何回到过去，更加深入地释放长期以来，甚至可能是有生以来郁积的情绪。但是，不用担心，整个过程会比想象的容易得多！

## 情绪：基础知识

当我们回顾以往的生活经历时，我们真的只是在感受自己一路是怎样走来的。遇到不愉快的经历时，我们可能会感到悲伤、愤怒或沮丧。这些都是我们可能认为的"消极的"或"不好的"情绪，但情绪本身并不是有害的——只要它们能得到表达，不被堵塞。事实上，情绪这个词的本来意思是"流动的"，而不是"僵住的"。"情绪"（Emotion）一词源自拉丁语 emovēre，意思是"扰乱"，由拉丁语 e- 和 movēre 组合而来。但是，当情绪受到抑制、得不到及时处理时，被拖延的感受就会产生焦虑。

我们已经知道，动物面对让它们感到紧张的情况时会摇晃、颤抖、奔跑或做其他身体活动来释放压力型化学物质对身体的影响。我们人类也有这样的倾向。但是，我们经常鼓励自己要"冷静下来""团结起来""别再那么敏感""要有大人的样子""算了，不要再抱怨了"。可能因为小时候就被告知了这些，或者因为很自然地对自己的感受感到不舒服，所以一直告诉自己要这样。不管怎样，如果不去感受、处理并释放我们感觉到的这些强烈情绪，它们就会冻结在能量系统中，在生活中一再地受到触发。艰难时期和压力状态下感受到的情绪可能会一直活跃在我们体内。

要想彻底改变体内的焦虑生产模式，我们需要马上处理对情绪的感受。每当遇到困难情绪时——比如"无缘无故"的焦虑和因为某人的伤害而生气，都可以使用下面这些技法。我一直提醒客户："如果感觉哪里不舒服，不妨用这些技法将这种感受排解出去！"这其实就是把往外冒的情绪从身体中释放出去。在某些人看来，这也许是种全新的理念，但在情绪不好时处理感受会对焦虑治愈产生重大意义。

## 情绪释放技法（EFT）：简单的艾米法！

情绪释放技法是我最喜欢的情绪处理方法之一，因为它容易实践，无须任何工具就能做好，而且效果显著。情绪释放技法有很多用途，所以我几乎用它处理所有问题！第一次了解这种技法时，我觉得它既复杂又奇怪，与它没有任何共鸣。那时候，为了帮助我释放恐惧相关的情绪，一位医生同事用情绪释放技法为我做了治疗，但我只是困惑地坐在那里。虽然后来感觉好了很多，但那天离开她的办公室之后，我再没有回想过那次治疗。她当时并没有告诉我可以用这种技法为自己治疗，也没有说这种技法的操作其实非常简单！多年后，当我重新使用这项技法时，我学会一种简单的操作方法，自己一个人就能做好；我几乎每天都用一用这个技法。现在，我要告诉大家一些最基本的操作，用情绪释放技法处理当前的感受。然后，下一章你将学习如何在这个基础上深入了解过去的经历，释放从那时起郁积的情绪。

情绪释放技法让我们有机会专注现阶段的感受，而不是忽视并压抑它们。通过情绪释放技法，我们可以用一种健康的渐进方式来处理和释放消极情绪，我们对情绪的认识、认知方式和视角很可能发生有意义的转变。由此一来，我们会觉得心情更好，不仅因为我们正在释放被压抑的情绪，而且因为整体形势对我们造成的压力感和恐慌感减轻了。很多新客户告诉我，他们不敢去体会自己的感受，因为害怕自己会打开潘多拉的盒子。但事实上，我们已经体会到了这种感受（即因此而产生的焦虑），所以现在唯一能做的就是好好处理当前感受并清除相关情绪。

## 什么是情绪释放技法

情绪释放技法是一种简单而有效的方法，以经络系统为基本原理。经络系统源于几千年前的中医，是身体中的能量通道系统。情绪释放技法结合针灸原理（无需用针）和谈话技法，由斯坦福大学研究生兼工程师加里·克雷格（Gany Craig）在20世纪90年代初创立。该技法基于罗杰·卡拉汉（Rager Callahan）博士的思维场疗法（Thought Field Therapy，简称TFT），让患者在回忆可怕事情的同时按顺序轻敲身体穴位。卡拉汉的这种操作具有开拓性意义，但对个人使用而言比较复杂。加里·克雷格简化了操作步骤，同时保证了治疗效果，从而创造了EFT情绪释放技法，让每个人都能轻松使用。这是我用过最简单、最有效的技法之一！

经络是人体的能量通道，所有经络编织在一起形成大的网络。经络上有一些特殊穴位，通常用于针灸，也可用来移动能量和消除阻塞。在能量失衡的地方，经络系统会有相应的阻塞，这会导致情绪问题和身体症状。用指尖叩击这些穴位可以疏通阻塞，恢复能量平衡。

加里·克雷格指出，所有负面情绪都是由能量系统不平衡引起的。举个例子：两个有相同经历的人——都在学校里被同学嘲笑他们的穿衣品位，其中一个受到很大影响（感到非常悲伤或觉得自己一无是处），另一个则不受影响。这就相当于能量系统在有情绪压力时发出嗡嗡声（像是极小电流），这种现象，以及它是否会在某些特定情况下发生，对每个个体的个人系统来说都是独特的，并非是发生在我们身上的事情或我们感受到的情绪给我们带来了问题，更多的是我们的能量系统对特定情感经历创伤的反应方式。如果自身的能量系统受到干扰或发出嗡嗡声，那么我们的感受和情绪就更容易被堵塞，产生负面影响。在这个过程中，有些人的能量流可能会被打乱或失去平衡。

情绪释放技法提供了一种方法，可以修复发出嗡嗡声的能量系统。更好的消息是，用这种技法可以恢复系统中的能量平衡，效果越好，受类似经历影响的可能性越低。通过恢复身体中情绪能量系统的平衡，我们可以处理和释放直接导致焦虑的不平衡能量。

我最喜欢用这样的类比来解释情绪释放技法的工作原理。想象一下，你的狗狗鲁弗斯每次看到邮递员到门口时都吓得魂飞魄散。你每天都用最平静的声音告诉鲁弗斯："没关系，梅尔曼先生很安全。"鲁弗斯可能会看着你，好像不知道你在说什么，还继续恐惧地吠叫。但是，如果你在它旁边蹲下来，在它看着这个"令人害怕的、凶神恶煞"的邮递员时，拍拍它，让它平静下来，就是在向它的身体发出一个强烈的信号，告诉它即使面对这个"危险"（邮递员先生和他那个可怕的邮袋），它也很安全，不会有事。你在改变这件事对鲁弗斯的压力感，并最终改变鲁弗斯看到邮递员时身体里发生的反应。它的系统正在重新编程，告诉它，面对梅尔曼先生是没问题的，体内的能量可以保持平衡。你没有改变环境，而是改变它身体的反应。其实我们做的也是如此：我们正在改变你感受到困难情绪时，身体能量的反应。

经常有新客户告诉我，他们以前也试过情绪释放技法，但一点都不喜欢。不过，我总能用"简单的艾米法"吸引他们。我甚至把情绪释放技法教给年仅 5 岁的孩子，关键是操作简单，任何人都可以轻松学会。这个技法没有严格的规则要求，只要放松。如果能放松下来，就能掌握一个强有力的工具，可以在任何时间、任何地点进行练习。

## 叩击哪里：叩击点

即使你已能熟练运用 EFT 情绪释放技法，还是跟我做吧。我的做法与别人的不一样，所以你一定会有不一样的收获。让我们从基础模块开始吧。

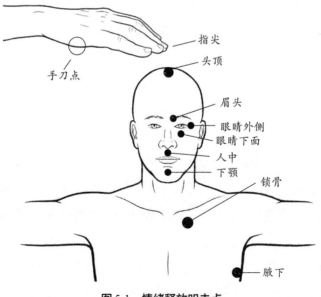

图 5-1　情绪释放叩击点

使用情绪释放技法，首先要了解在脸上和身上哪些地方进行叩击。不必特别纠结，只要明白叩击时应该从哪入手。尽管了解经络（能量通道）和每个叩击点对应的相关情绪并不重要，但我觉得这很有趣，所以我们先来简单了解一下这些叩击点（见图5-1）。

轻叩以下叩击点可以在相关能量通道中产生冲击效应，完成清理工作。因此，我希望你能瞄准这些叩击点，但是并不一定要做到十全十美。只要叩到了叩击点附近，就成功了！

让我们一步一步来吧。

**手刀点**：手掌外侧，大约在小指底部和手腕中间。如果你是武术爱好者，这就是你能劈断木板的地方。

对应：这个叩击点通常对应扰乱和抵抗焦虑治疗的相关情绪。

**头顶**：头顶中间。

对应：主经络，贯穿身体背部的主要能量路径，与贯穿身体前部的中央经络相对应，是同一能量通路的两个分支，代表身体的阴和阳；与肾脏、心脏和大脑相连。

**眉头**：眼睛内角，眉头位置。

对应：膀胱经络，处理紧张（与神经系统相连）、创伤、过度惊吓和超敏性相关情绪。

**眼睛外侧**：眼睛外角骨头上，太阳穴靠近眼睛的地方。

对应：胆囊经络（足少阴胆经），处理怨恨、悲伤、愤怒和易怒情绪。

**眼睛下面**：颧骨顶部，眼睛正下方。

对应：胃经，主要处理忧虑感。

**人中**：如果有胡子的话，就是长胡子的地方。

**对应**：主经络，处理羞耻感和无能为力感。

**下颚**：下巴中间的凹陷处，下唇和下巴尖的中间位置。

**对应**：中央经络，贯穿身体前部的主要能量通道，对应于另一条主要经络（身体背部的主经络）；这是同一能量通道的两个分支，代表身体的阴和阳，并与肾脏、心脏和大脑相连。

**锁骨**：从咽喉部分往两边各移动 1 英寸（2.54 厘米，约二指宽），然后往下对应到锁骨位置。

**对应**：肾经，主要处理恐惧感。

**腋下**：内衣肩带经过的地方，在身体侧面、腋下四英寸（约 10 厘米）处。

**对应**：脾经，处理思想和情绪的新陈代谢以及对往日经历的代谢。

**指尖**（见图 5-2）：手指甲右下角与皮肤相接的地方。只需轻叩一只手的指尖。

**对应**：大拇指（肺经，与悲伤和压力有关）；食指（大肠经，与放松心情有关）；中指（血液循环和性经络，与愤怒有关）；小指（心经，与人际关系和自爱相关）。

**注意**：无名指与任何经络都没有特定关联，但也包含在情绪释放技法的操作过程中，因为忽略它会让人感到困惑。

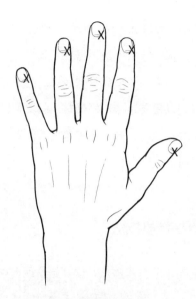

图 5-2　指尖叩击点

## 如何叩击

叩击身体一侧或两侧的叩击点，效果完全相同，所以觉得怎样舒服就怎样做吧。我是一个自学成才的"懒人"，所以每次只叩击面部和身体一侧的点。

用中等力度，每个点叩击 5~7 次（不要纠结于具体数字，这只是一般建议）。有些新客户刚开始叩击时用力过大，会感到很痛。如果感到很痛，肯定是太用力了。但如果只是这些点位上有点疼痛，这通常意味着相关的能量通道上有很多卡滞的能量，需要清除，所以不管怎么说，继续叩击吧。轻叩时，用指腹，不要用指甲。除此之外，在使用这项技法时，不会有什么差错，所以，放松一下，开始吧。

如果你以前学的情绪释放技法不需要用到指尖叩击点，只能说你学的是简化版本。有人会为了节省时间而跳过某些叩击点，但我每次都用到所有叩击点，以覆盖连接不同器官、腺体和肌肉的每一条能量通道。运用情绪释放技法时，最好能覆盖所有的基本叩击点，而不要想着节省几秒钟时间。

## 如何使用情绪释放技法

既然你已经记住了所有叩击点，就开始清理工作吧。记住，这项技法的最终目标是：（1）说出当前种种不愉快的感受（大声地说或在头脑中默念）；（2）同时轻叩叩击点，将这些不舒服的感受从能量系统中释放出去。就这样，非常容易！说出你的感受，就像你在和朋友聊天那样，同时继续叩击这些叩击点。我建议你大声说出来，因为这有助于集中注意力；而且，如果是出于成果产出目的来使用情绪释放技法，这样做也有助于转移能量。当然，如果做不到或这样做会让你感到不舒服的话，也没什么大不了，就在脑海里默念吧。不要害怕说出自己的感受。大多数人脑海中都有一股源源不断的思想流，告诉我们当前感受是怎样的，为什么有这样的感受，以及如何看待这样的感受！使用情绪释放技法的最大障碍是不知道该说什么，但如果仔细想想，我们脑海中何曾有过片刻的宁静呢？其实你已经知道该如何表达了吧。

**注意：** *由于身体原因，我的一些客户无法用手叩击。如果你也*

是这样，就闭上眼睛，想象自己用下面描述的方式进行叩击。因为世界上一切（思想、情感、你的身体）都是能量，我们其实可以用视觉化方式转移能量。这听起来有点荒唐，但我保证，它是有效的！我还是要说，视觉化是我在午夜缓解焦虑时最喜欢的方法。如果怕吵醒配偶，不敢做身体叩击，就在头脑中想象自己一边轻叩所有叩击点一边诉说自己的感受。我经常采用这种方法，而且取得了巨大的成功。

我们将采用一些简单的步骤，作为情绪释放技法的学习指南。这将为你自己使用情绪释放技法打下良好基础。你可以在附录中找到我创建的各种叩击脚本，以便进一步掌握情绪释放技法。

第1步：评估当前感受。

第2步：创建预设情况说明。

第3步：在叩击手刀点时使用情况说明。

第4步：轻叩其余叩击点和发泄情绪。

第5步：自我检查并重复叩击。

第6步：结束情绪释放疗程。

## 第1步：评估当前感受

首先，用1~10之间的数字评估当前的内心感受（10代表最强烈的感受）。闭上眼睛，用心体会当前的内心感受，暂时集中注意力感受焦虑。让所有情绪和身体感受在意识中停留片刻。比如，你可能注意到自己心跳很快，你正感到不安、担心、精疲力竭，等等。

让感受浮出水面。记住，情绪之所以会被堵塞，首要原因就是你一直在把它们往下压。很多客户告诉我，他们不敢去关注自己的感受，因为害怕自己会打开潘多拉的盒子。但事实是，你已经关注到了这种感受（因此会感到焦虑）；你现在唯一要做的就是允许它们浮出水面并且承认它们，这样才有可能进一步清除它们。现在，按照1~10分的评级标准，10分最强烈，评估一下现在的感受，看看有多强烈。如果你能确定这种"感受"在体内的位置，要有意识地把它记下来。比如，胃疼，胸口疼痛，或者头晕。如果没什么地方感觉不对劲，也没关系。

起始的评分是多少都没关系，这只是一个数字，用来估计你在情绪清理过程中的进展情况。

## 第2步：创建预设情况说明

描述当前感受时，总是从我们所说的"预设情况说明"开始，这个说明有两个部分。

即使＿＿＿＿＿＿＿（描述你目前的感受），不管怎样，我都会没事的。

有了这个说明，你便承认了当前正在处理的感受，但又表示你可以释放它，然后继续前进。因为对于治愈焦虑而言，"不管怎样都没事"这样的目标是一个巨大的关键性改变，因此我在下面第二部分使用"不管怎样都会没事"这个表达。你很快就会看到，可以用许多其他不同的方式来修改措辞。

### 情况说明的第一部分

在情况说明的第一部分，希望你尽可能多地使用描述性细节，"说出"第 1 步所关联的能量，以便将其清除。你要提出这些感受并承认它们，这样就可以进行处理并将它们移出能量系统。

**重要提示：**这些年以来，我注意到一个有趣现象，一个人对焦虑的感受可以很好地表明，导致焦虑的首要原因是什么。例如，试着确定你对焦虑的主要感受，是挫折、悲伤还是愤怒？无论你感受到的主要情绪是什么，它很可能是你达到完全治愈目标所需要深度清理的情绪。这意味着，处理对焦虑的主要感受可以真正地帮助释放焦虑本身。我们将在后面章节（第七章）讨论如何以更高级的方式使用这个方法。

下面我们来看几个例子，看看这一步可能是怎样的；但请不要太担心不知该怎样描述你的感受，只要是你的真实感受就行。只有这样你所做的事才会起作用！

**例 1：**即使我感到如此焦虑，我的心脏真的跳得很快，而且无论我做什么，我还是不能停止担心一切……

**例 2：**即使我很生气我有这种焦虑感，意识到自己错过了生活中多少美好时光让我感到非常糟糕……

**小贴士：**试着在你的情况说明中加入一些身体症状和情绪感受。将这句话当作一种描述性媒介，告诉大脑和身体你想要解决什么问题。把所有细节都描述出来，就可以让它们帮助释放这个问题相关的情绪能量。

### 情况说明的第二部分备选方案

情况说明的第一部分是告诉身体和大脑你不想要什么，第二部分本质上是告诉身体和大脑你想要什么。虽然我在这一步用的是"不管怎样我都可以好起来"，你也可以选择其他方式，看看哪种对你最合适。实际上，无论创建什么情况说明，只需确保以下两点：告诉身体该放弃什么（第一部分）以及告诉身体想要什么（第二部分）。

以下是一些备选短语，可以用于预设情况说明的第二部分：

🔄 我爱我的全部并且完全接受我自己 —— 这是情绪释放技法教学中最常用的措辞，但我自己几乎从来没用过，因为它似乎不适合我通常要处理的情况。

🔄 我的身体现在可以放松了 —— 让身体放松对神经系统具有积极的影响。

🔄 我选择释放它 —— 这是一个授权声明，身体可以很好地接受。

🔄 不管怎样我都可以治愈 —— 这一点是有益的，因为很多人觉得这个困境是永远无法摆脱的。

一旦根据自己的情况创建好预设情况说明两部分的内容，你就可以继续下一步了。

### 第 3 步：在叩击手刀点时使用情况说明

开始操作情绪释放技法时，要在连续叩击手刀点的同时，说出整个情况说明，连说3遍。用一只手的3到4根手指轻叩另一只手的手刀点。练习操作之前，我们先看下面的例子。

例句：即使我总是担心每件事，而且这让我的心跳加速，情况如此严重，以致我睡不着觉吃不下饭，但不管怎样，我都可以好起来。

你可以用完全一样的方式把这同一句话连说3遍；也可以改变措辞，用不同的方式说3遍，但说的是同一件事。比如：

即使我总是担心每件事，而且这让我的心跳加速，情况如此严重，以致我睡不着觉吃不下饭……

**另一种说法是：**

即使我感到如此焦虑，我的心脏真的跳得非常快，而且无论我做什么，我还是不能停止担心一切……

同样地，不管说什么，只要你的话是对自己感受的准确陈述，任何措辞都会有效果。

轻轻叩击的时候，可以睁着眼睛也可以闭着眼睛。我轻叩的时候总是闭着眼睛，因为这样更容易聚焦我的感受，也不太容易受周围环境的干扰。如果你的思绪飘到了杂货店购物清单或是别的什么上面，也没关系，但请尽你所能坚持关注你的感受。这些感受很可能在能量系统中阻塞很长时间了，所以最好是暂时把注意力集中在它们上面，以便可以一次性地永久解决它们。

我们现在来试试。连续叩击手刀点，同时说出你的预设情况说明，连说3遍。

例句：*即使我总是担心每件事，而且这让我的心跳加速，情况如此严重，以致我睡不着觉吃不下饭，但不管怎样，我都可以好起来。*

现在，你已经准备好，可以继续下一步，叩击其余点位了。

## 第4步：轻叩其余叩击点和发泄情绪

叩击手刀点之后，要继续轻敲其余叩击点，同时说出更多的感受。这是整个治疗过程中最有趣的部分。我会在这时候告诉客户："现在可以发泄了！"这意味着你可以把所有的想法、感受和抱怨都释放出来。在叩击全身点位时，任何感受都可以说出来。试着在描述中谈谈情绪上和身体上的感受，也就是说，你有什么样的情绪感受，什么样的身体感受（如果有身体感受的话），以及什么样的焦虑感受。整个叩击过程中不需要遵循任何顺序。这可能听起来像一堆随意的想法和感受。事实上也的确如此！当你轻敲和发泄的时候，把脑海中出现的一切都用声音表达出来。当你谈及出现在脑海中的一切时，即使它们没有意义、看起来乱七八糟或者感觉很傻，你也一定要继续叩击。潜意识经常会推动思想、想法和联系，帮助用情绪释放技法完成清理工作。如果你的感受不符合逻辑，或者你不知道它们来自哪里，都没关系。你不需要为了释放而刻意用理性的方式分析或处理情绪感受和想法。不过，让一些感受浮现出来并释放出去是可行的。

重要的是要记住，你只是承认自己的真实感受，以便将之中和或释放出去。大声说出这些事情不会使它们变得更糟，也不会产生以前没有的新感受。即使你整天叩击，并且说"我害怕泰迪熊"，也不会真的因此而害怕泰迪熊。如果你原来就害怕泰迪熊，叩击练习将帮助你清除这种恐惧，所以这两种方式都有利于保护你。

叩击时不需要使用完整的句子，可以用词组、短语或长句，只要你自己听得懂就行。把注意力集中在真实感受上远比叩击点的精准性、叩击时间的长短或其他任何事情都重要得多。只需专注地发泄你的感受。叩击其余叩击点时，可以参考下面这些例子，但请记住，要用自己的话语描述自己的感受。

　　头顶 —— 我不能放松。

　　眉毛 —— 我觉得很焦虑。

　　眼睛外侧 —— 我很沮丧，但我甚至不知道为什么这么焦虑！

　　眼睛下面 —— 我感觉到它在我的_____。

　　人中 —— 感觉就像_____（例如："世界末日"或"我的胃总是很纠结"）。

　　下巴 —— 感觉我从来都不正常，这太可怕了。

　　锁骨 —— 我觉得自己僵住了。

　　腋下 —— 啊啊啊啊啊啊！（不用文字，只发出噪音，也是可以的）

　　指尖 —— 我只希望能感觉好受一点！

接着，继续轻叩其余叩击点，从头到尾重复几轮。再谈谈你脑海中的一切感受，以及你对"发泄情绪"的感受。情况可能和以前一样，也可能会出现新的问题。让它们全部浮出水面吧。

现在，你已经做好准备，可以用下面的操作衡量自己的进步。

## 第 5 步：自我检查并重复叩击

休息一下，睁开眼睛，做一到两次深呼吸，然后做一番自我检查。这样可以给能量一些时间来进行处理和转移。我有时会甩甩手或喝点水。你可能会打呵欠、叹气、打嗝、突然感到精疲力竭，或者觉得能量在以另一种方式转移。如果没有感觉到这些，没问题。但很多人确实感觉到了这样的能量转移。

现在，闭上眼睛，重新调整注意力，用心体会你的感受。再次按照 1~10 分的标准评估感受强度。身体感受或情绪感受的等级下降了吗？情况改善了吗？如果没有，也完全没关系。有时候，有的人只要练习几轮就会感觉到能量转移，所以我想让你检查一下。我自己是我最糟糕的客户，常常需要叩击、发泄很多轮之后才能感觉到能量转移；在那之后，可能又需要几个小时或几天的时间才能处理好系统中的能量，然后开始感到情况好转。

无论情况如何，我都希望你从头开始，重复整个过程，用相同的或不同的词语都可以，只要你自己觉得自然就好。一定不要用大脑去谴责这个发泄过程，因为这会阻止你真正释放出确实存在的东西。

即使在前几轮叩击之后觉得感受等级更高了，也不要担心。你可能会惊讶地发现，任何变化实际上都是积极的信号，说明不平衡的能量正在被调动和被清除。有的人在叩击时会感到情绪或症状程度激增。我还是要说，这仅仅是因为我们使原本埋在底下的东西浮现出来了。有时候，我们会在情绪释放过程中把它们搅动起来。记住，因为它们埋得很深，所以你可能到现在都还没有关注到自己的真实感受。实际上，它们正上升到了接近表面的地方，以便你可以将之清理出去。哎呀！这正是我们想要的。

再做几轮，每两轮之间休息一下，看看能量是否在移动。我经常在任意叩击点上叩击5~45分钟。这样说只是想让你知道每次大概花多长时间来练习情绪释放技法，但具体时间完全取决于你自己的感受。如果你开始感到情况明显好转，就不需要练习那么长时间。这是你应该融入生活中的一种方法，将它作为一种改变途径，从忽视你的感受到帮助它们离开你的身体。如果不知道如何将情绪释放技法融入生活中去，记得查看附录，那里有一些叩击脚本，可以给你提供帮助。

现在，这里有个人人都关心的问题：怎样知道感受是否提升了？有时候，能量转移并不是立竿见影的，当你习惯于感受不到任何变化时，尤其如此。你是否觉得自己好像开始平静下来，或者感觉自己的处境稍微好了一点点或者生活更有希望了？在进行情绪清理的过程中，情况好转有时候会表现为身体的感受不那么强烈了，你感觉更加乐观了，突然以一种前所未有的方式看待事物了，或者之前那种强烈的感受开始消退了。如果你真的在最初几轮叩击后就感觉好多了，只要继续叩击并发泄情绪感受，做这些就足够了。

## 第6步：结束情绪释放疗程

如果感觉好多了，或者时间够久需要结束叩击了，最好是用一些积极的叩击来结束这次治疗。当然，在完整的一轮叩击真正结束前请不要这样做。整天轻叩和说积极的事情并不能帮助你释放导致焦虑的情绪。偶尔会有人告诉我，叩击对他们不起作用。进一步调查后，我发现，他们只是说了一些积极的话语。我们现在都知道，强迫自己保持积极的态度并不能治愈焦虑症。在叩击时仅仅使用积极的措辞也不会奏效，因为这不能实现情绪释放技法的目标。用积极的话语只是完成叩击治疗的一个好方法。

要想以积极的音符结束练习，只需在做最后一轮叩击时，把注意力集中在一些积极的或令人平静的短语上。就像下面这样：

头顶 —— 我很好。

眉毛 —— 我能挺过去的。

眼睛外侧 —— 我想感觉更好一些。

眼睛下面 —— 我现在感觉更平静了。

人中 —— 我很高兴！

下巴 —— 我很好。

锁骨 —— 我很好。

腋下 —— 我觉得现在可以放松了。

指尖 —— 我很好。

就是这样！你可以说任何让你感到宽慰的话。我经常混合使用各种短语，一遍又一遍地重复同一个积极短语当然也是可以的，比如我很好。这里没有任何规则或要求。

# 其他叩击技法

以下建议可用于不同的叩击技法，所有这些技法都可作为情绪释放技法的补充或辅助。

## 公共场合叩击

如果你在公共场合，不方便在大庭广众之下进行叩击，可以把手放在一个不显眼的地方（比如在餐馆的桌子下面），仅仅叩击情绪释放技法中的手刀点和指尖叩击点就好了。在这种情况下，你甚至不需要说出情况说明和短语，只要轻轻地叩击、叩击、叩击。

## 潜意识叩击

这是我在学习情绪释放技法时最喜欢的小诀窍。有时候，我无法确定自己的感受或者说不清到底是什么原因使我变得焦虑。如果你也有类似经历，试试下面这些有趣的方法。当我感到迷茫，不知道该说什么，也不知道该从哪里开始时，就会这样做。召唤潜意识来帮助释放令人讨厌的能量，是一个很好的方式，哪怕我们不知道自己到底需要清除什么。记住，潜意识什么都知道——这是多么可怕又令人惊叹啊！

首先，说出这个情况说明：哪怕我不知道这种焦虑是什么，我还是允许潜意识释放它。

轻叩其余叩击点时，一边发泄，一边关注焦虑本身。包括对它的任何感受或想法，就像平时做的那样。每隔几个叩击点，加上这句：

我不知道是什么让我感到焦虑，但我的潜意识知道。

就这样，继续轻叩。这将触发你的潜意识，让它把需要清除的东西都推出来，即使你并不知道那是什么。

## 合点叩击

手背上小指和无名指之间往手腕大约一半的地方，有一个对应于三焦经的叩击点。如你所知，三焦经主管战斗 — 逃跑 — 僵住反应。这个叩击点在情绪释放技法中通常被称为合点，但在第四章中也被称为恐慌点（见图 5-3）。因为它刚好位于三焦经上，所以我们把它当作一个工具，用来消除恐惧和恐慌的感觉。

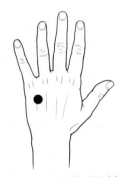

**图 5-3　恐慌点（合点）**

在情绪释放技法操练过程中加入这个叩击点，再加上看起来有点傻傻的眼球转动、头部转动和嘴里发出嗡嗡声，大脑的左右半球都将加入进来。事实证明，这个做法在释放和处理旧日的感受和创伤方面非常有用。第一次接触情绪基础知识的时候会觉得这个有点难以掌握，这就是为什么我之前没有做出介绍。但我真的想让你加上这个叩击点，看看它是否能帮助你更迅速地获得更好的感受。通常情况下，这样做是有效的！叩击这个点是在叩击小指指尖叩击点之后和回到手刀点之前。我不是每次都用到这个点，而是很随意地加进疗程，或者只是在记得这样做的时候加上它！叩击轮换到合点时，按照下面的方法继续轻叩这个点：

闭上眼睛，睁开眼睛；向下看，然后向右看（保持头部不动）；向下看，然后向左看（保持头部不动）；视线向前，眼睛转一大圈，然后再往反方向转一大圈，哼几秒钟歌（发出任何声音都可以！），大声地快速数到5（1，2，3，4，5），然后再哼几秒钟。再次地，刚好回到手刀点，然后继续叩击，就像你通常做的那样。

现在可能感觉好多了，而且你会惊讶地发现，在使用了几次合点叩击之后，居然就能迅速地记住它。

## 脉轮叩击技法

掌握了叩击诀窍之后，我就真的对它爱不释手了。我也在运用该技法自我治愈焦虑的过程中获益颇多。因为总是尝试不同的方法进行叩击，所以我发现，如果叩击的是脉轮而不是经络上的叩击点（使用情绪释放技法），往往会更快出现变化或出现更不一样的变化！我就是在这个发现的基础上调整了情绪释放技法并创新了治疗方法，即脉轮叩击。对于脉轮叩击，我使用了与情绪释放技法完全相同的形式，但没使用情绪释放技法的叩击点，而是用脉轮叩击点。

正如我们在第一章讨论的，脉轮是身体中的能量旋转中心。人体全身共有七大脉轮（见图5-4），将一些"古老的故事"贮存在身体里。这些"故事"的能量直接关联幼儿时期的规则和调节。每个脉轮分别控制身体的不同区域。脉轮中的能量失衡通常表现为相应身体部位的症状，这就是为什么轻叩每个脉轮对应的叩击点会如此有益！情绪释放技法和脉轮叩击技法可以交替使用。如果进行其中一组叩击时不能获得足够的能量转移，就切换到另一组叩击点！

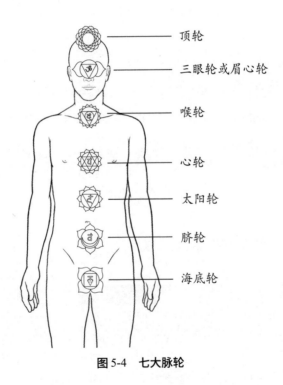

**图5-4　七大脉轮**

顶轮（第七脉轮）叩击点——头顶。

三眼轮或眉心轮（第六脉轮）叩击点——眉心。

喉轮（第五脉轮）叩击点——咽喉前部。

心轮（第四脉轮）叩击点——胸部中间。

太阳轮（第三脉轮）叩击点——胸骨下方的太阳神经丛处。

脐轮（第二脉轮）叩击点——肚脐正下方。

海底轮（第一脉轮）叩击点——大腿上侧（轻拍它们，就像叫小狗站到大腿上那样）。

运用脉轮叩击技法时应遵循的过程与运用情绪释放技法时完全相同；但在手刀点之后，到脉轮叩击点，从顶轮往下，一直到海底轮，然后返回到手刀点。

## 叩击捷径

轻叩很容易掌握，所以按理说不需要任何准备就能迅速上手。但我知道，焦虑很可能会让事情变得无法招架。因此，如果你发现自己太焦虑而无法完成整个叩击过程，可以试试以下几种捷径。

**只叩击锁骨叩击点**：只轻叩锁骨叩击点，它与肾经有关（主要与恐惧情绪有关）。该叩击点自身作用非常强大，在必要的时候，甚至不必做完整套情绪释放技法，也能缓解焦虑。在任何地方都可以做这个叩击，一次几下或几分钟。

**清理太阳轮的能量**：只轻叩太阳轮叩击点对缓解焦虑很有好处，因为这个脉轮与无力感或不安全感有着特别联系。清除这个区域的能量失衡可以让你感到更有力、更自信。每次叩击这个点位几分钟。

**省略情况说明部分**：偶尔省略情况说明这一步是可以的，尤其是当你非常焦虑、没法操作情绪释放技法的时候。

**轻叩时不说话**：如果感到非常不安，你可以在轻叩时一言不发。交谈或发泄是整个过程的一部分，可以帮助释放压抑的情绪出来。但是，如果你已经哭了，或者对某件特定的事感到特别不安，那么，这些情绪可能已经浮出水面了！不必大声说："我太难过了，我没法停止哭泣。"你已经感觉不舒服了，所以，只要轻轻地叩、叩、叩，所有叩击点都叩一遍，又一遍，直到感觉好受点为止。

**胸腺叩击**：虽然胸腺叩击（如第一章所学）不是情绪释放技法的一部分，但我经常用它作为处理感受的捷径。我相信你现在一定发现了，我对释放被堵塞能量的所有叩击技法都特别感兴趣！和叩击手刀点或锁骨叩击点一样，轻轻叩击胸腺也可以帮忙让情绪平静下来。

**处理对焦虑的感受**：记住，在使用情绪释放技法或脉轮叩击技法时，专心体会对焦虑的感受是释放焦虑的一个好方法。即使不能解决焦虑本身，哪怕是处理与焦虑有关的挫折、悲伤和绝望等感受，也能在感觉更好受的方向上取得巨大进步。

练习叩击的次数越多，能发现的使用方法就越多。之前提到过的，我希望你遵循的一般规则是我为客户专门制定的。如果你此刻正感到不快，那就叩击吧！即使一次只叩击几分钟也会马上觉得自己好受些，其速度比坐在那里感受痛苦要快得多。记住，你可以参考附录中的叩击情况说明。

你现在已经成功地掌握了一些技法，都是你处理每天都在苦苦挣扎的感受所需要的。这太神奇了，因为你现在再也不用忽视它们、压制它们了。太棒了！

如果用我刚刚所讲的方式练习情绪释放技法和脉轮敲击技法，很快就会对你有所帮助。虽然如此，你现在已经可以去寻找焦虑的根源，确定是什么导致了焦虑，然后将它们从身体中永久地释放出去。下一章，你将重新审视过去的经历，并进行深入探究。

## 本章小结

学会处理我们的感受是治愈焦虑和预防焦虑复发的一个重要部分。对感受不予理睬是我们陷入当前困境的原因所在。这就是为什么我们要撤销旧模式的原因。处理情绪感受其实很简单：只要让自己感受到即将浮现出来的情绪，同时借助工具将它们释放出去。

情绪释放技法和脉轮叩击技法是帮助我们将情绪能量移出系统的伟大技法，是有效的，也是易于操作的。你要做的就是说出你的感受（也就是发泄！），同时轻轻地叩击各个叩击点——就这样。如果感觉情绪不好，练习一下这些技法，你可以在焦虑治愈的路上开心向前。

Part
3

第三部分
# 解决焦虑的根源

Chapter
**06**

第六章
**释放被堵塞的情绪**

　　你已经学会了一些很好的技法，在情绪不好时用叩击的方法进行处理。要想感觉更舒服些，并且防止未来再次出现焦虑，还有很长的路要走。但正如我所看到的，焦虑的核心根源在于受压抑而被堵塞的情绪能量，而且往往是积聚多年的。这就是为什么在处理当前感受之外，还需要释放一直郁积在身体里的往日情绪。否则，这些情绪将堵塞在体内，以焦虑的形式出现并被感受到。

　　这一章，我们将详细了解以往经历过（但从未处理过的）的往日情绪是怎样长期困在体内，又怎样在事情过去很久之后仍然影响着身心健康，而我们又该如何回顾过去并释放它们，从而放松心情，治愈焦虑。你将学习如何通过使用高级的情绪释放技法来做到这一点，同时学习一种我们称之为胸腺测试与叩击的新技法。

　　如果你正处于情绪阻塞状态，这可能是你第一次体验到不用将一直以来被困在身体里的情绪当作负担是什么感觉。加入我们，好好练习吧！

## 理解创伤

很多人都知道"创伤"会导致持续性的情绪（和身体）问题。创伤通常被认为是虐待、忽视、意外或灾难。但从本质上讲，创伤是任何令人深感痛苦或不安的经历，无论它看起来是大是小。这意味着任何事情（比如家庭成员的死亡和小学同学在操场上说的伤害性话语）都可能造成创伤。回想一下第五章学习情绪释放技法时了解到的内容，导致最终结果的并不一定是所发生的事情，而是身体中能量系统对所发生事情的反应。这意味着，任何事情都可能使人受到创伤，即使我们不一定认为那件事情是创伤性的。这就是为什么这么多身患焦虑的人会说："我不明白为什么会这样！我以前从来没发生过特别糟糕的事。"还有人说："我接受治疗，谈以前的事和对事情的感受已经很多年了，但这并没有什么用。"其实，处理能量系统中的创伤记忆和情绪问题对成功治愈焦虑非常重要。

理解创伤性经历这个概念是非常重要的，因为很多人会错误地忽视过去，觉得"别人比自己更糟"，或者他们"没有经历太多的精神创伤，所以不足以引起这么强烈的焦虑"。但有时，生活中与我们如影随形的经历，正是我们通常认为与创伤性事件没什么关联的经历。

当一些真正棘手的并且明显给人造成心理创伤的事情发生时，我们通常会去寻求帮助，和朋友进行一番交流，等等。但如果我们觉得某件事情微不足道或不重要时，就会觉得它"没什么大不了"而忽视掉，认识不到或不承认它对我们有多大的影响。

如果某次经历产生了消极影响，我们却不去处理和释放所感受到的情绪，它们就可能会滞留在身体里。无论我们所经历的事情是重大的、创伤性的，还是几乎没什么大不了的，这种情况都会发生。但不管怎样，最终结果都是这样的：大量情绪能量阻塞在它不应该存在的地方——我们的身体里。

处理情绪能量时，我们应达成这样的共识：不要认为一些事情"太小"而不去解决。滞留在身体里的任何情绪都会对生活造成负面影响，因此都需要得到释放。

## 情绪触发因素

对于生活中发生的每一件事或每一次经历，你的记忆中可能都有一种（或多种）特定的感受。回想一下过去生活中某次开心的体验，你能感觉到吗？你是放松的、快乐的还是满足的？现在，回想一次艰难的经历，你感受到的是紧张还是焦虑，甚至是一些不舒服的身体症状？这些不同的感受可能与当时发生的事情（无论是什么）是一致的。记住和回忆过去的积极经历是很好的，但是，贮存在身体里的有关压力或烦恼的情绪只是焦虑的"触发器"。当现状让我们想起过去的某次经历并激活了贮存在体内的往日情绪时，焦虑就被触发了，这会重新唤起过去的消极感受。

神经科学家坎达丝·柏特在她的开创性著作《情绪分子》中写了下面一段话："情绪记忆贮存在身体中的许多地方，不仅仅是甚至不主要是在大脑中…… 我认为没有表达出来的情绪其实都滞留在体内。体内需要表达的真实情绪试图向上移动并得到表达，从而被整合起来、成为一体并最终得到清理。"简单地说，以往经历中没有被表达出来的情绪会郁积在身体里，存在于细胞记忆的层面上。

这段话的意思是，如果不承认你的情绪、不能完全感觉到你的情绪，它们就会滞留在身体里，或者被阻塞在身体里。如果情绪受到压抑，而不是获得承认和许可，它就会不断触发焦虑情绪，直到你释放它们。

到目前为止，你几乎和我所有客户一样，面临的最大挑战是不知道到底是什么在触发焦虑情绪。换句话说，你不知道被困在身体里的是什么情绪，而这些情绪又是源于什么经历，也不知道它们为什么会被激活或者什么时候被激活的。不过别担心，我们将在本章中彻底解决这个问题；同时，我们还将讨论如何预防未来的情绪问题。

重要的是要知道，每个人身体里都有很多被堵塞的情绪。这种情况很正常，但不是所有被堵塞的情绪都会产生负面影响。现在，你将学习一种技法，我创造它的目的就是为了帮助大家识别哪些情绪需要得到释放，哪怕你不知道它们是如何被困住的。

我敢打赌，光是得知这一点，你已经感觉不那么焦虑了，对吧？

## 用胸腺测试与叩击技法（TTT）释放被堵塞的情绪

胸腺测试与叩击技法可以单独释放体内滞留的情绪。这些情绪可能来自生活中的任何时候，并且彼此可能毫无关联。它们可能存在身体中的任何地方，可能与其他情绪困在一起，也可能独处某个角落，几乎不用任何相关知识或信息就能挖掘出来并被清理出去。

胸腺测试与叩击技法是利用功能强大的胸腺——这是人体免疫

系统的主要腺体 —— 来清除整个身体中被堵塞的情绪能量。胸腺位于心脏附近，在身体中的情绪能量中心（见第35页的插图），经常被称作"心脏的保护者"，是体内最受情绪能量影响的腺体。从能量的角度来看，胸腺调节着全身的能量流动。你感到不安全、缺乏保护、受到人身攻击或其他攻击的时候，是胸腺受影响最强烈的时候。这就完美地解释了为什么胸腺在治愈焦虑中如此重要，不是吗？

胸腺是这项叩击技法的重中之重，因为它与身体能量系统的其余部分紧密相连，而且它又如此强大。通过叩击胸腺，几乎所有的能量阻塞或失衡都可以得到清除。

虽然有很多技法帮助我们释放情绪，但胸腺测试与叩击技法能在处理和释放个人情绪的同时重新平衡免疫系统、神经系统和心脏场能量。

为了帮助释放被堵塞的情绪，可以采用一个简单的流程，其中包含两个部分。首先，确定被堵塞在体内的情绪究竟是什么。然后，用胸腺叩击技法把它们释放出去。

让我们先讨论一下。我敢打赌你一定在想：在这个世界上，我如何才能知道有什么特定情绪困在了身体里？别担心，我会指导你的。通过未处理情绪列表（见114~115页），我将展示如何使用几种不同的方法来确定哪些情绪需要释放。你可以选择最适合你的方法：只要选择一种就可以了。

我曾分析哪些常见情绪在事情发生后还会持续很长时间，然后根据分析结果制作了这张列表。我在表上留下了一些空白，如果有什么情绪没有列出来而你又与之有着强烈共鸣的话，就可以直接添加上去。

你即将要做的是：确认一种情绪，然后将它释放出去；确认另一种情绪，然后将它释放出去，以此类推。在整个治疗过程中，你将一直重复这两个步骤。

我想提醒一下，因为每个人身体里被堵塞的情绪多达数百种或更多，所以正常来说，治疗不是一次就能完成的。即使觉得被堵塞的情绪比这么多年来所有感受到的情绪加起来还多，那也没必要担心。虽然从来没有做过记录，但我肯定，光是用这种技法的治疗我就已经做过成百上千次了。有意思的是，你在整个过程中很可能会感到非常兴奋，因为它是如此简单，又如此有趣！

哪怕只释放一丁点儿情绪，也会让人感觉大不一样。所以，得把整个治疗当作一场马拉松而不是一次短跑冲刺。每释放出一种情绪就可能清理掉大量焦虑能量，不要低估每一次释放的力量。


## 胸腺测试与叩击技法

现在，让我们一起来进行胸腺测试与叩击，一步一步地来。

### 第 1 步：识别被堵塞的情绪（一次一种）

选择下面介绍的技法之一，确定未处理情绪列表（见 114~115 页图表）中哪些情绪被困在了身体里。记住，一次识别一种情绪并将之清除。

### 选项1：用肌肉测试识别情绪

识别过往情绪的第一个方法也是最好的方法，就是利用肌肉测试的超级力量。记住，潜意识就像一台录像机，准确地知道哪些昔日感受可能仍然与你正在努力想要解决的未处理经历密切相关。利用肌肉测试来识别体内的不平衡是某些从业者的常见做法。顺势疗法和自然疗法的医师经常用各种细菌和病毒检测法，结合肌肉测试，检测哪些微生物正在影响患者。综合营养学家经常用食物频率列表或小药瓶，结合肌肉测试，检测患者会对什么过敏。对于胸腺测试与叩击，我们的想法或方法也是这样：用情绪列表进行测试，寻找身体里阻塞的情绪。

用肌肉测试识别哪些情绪被困在身体里，你可以用第三章学到的站立式测试法或者O环测试法。大声地问或在脑海中默默询问：我能释放这个列表上导致焦虑的某种情绪吗？你可以更改措辞，任何形式都行，只要觉得舒服就好。我给的只是建议，你不必说得和我一模一样。我有时会说：是不是有一种被堵塞的情绪导致了焦虑，而我的身体正想摆脱它？

| 胸腺测试与叩击未处理的情绪 ||
|:---:|:---:|
| 第1部分 | 第2部分 |
| 被遗弃的 | 防守的 |
| 被攻击的 | 失败 |
| 严苛的 | 沮丧的 |
| 被出卖的 | 沉重的 |
| 挑剔的 | 无助的 |
| 害怕的 | 绝望的 |
| 悲痛欲绝的 | 不耐烦的 |

续表

| 胸腺测试与叩击未处理的情绪 ||
|:---:|:---:|
| **第 1 部分** | **第 2 部分** |
| 讨厌的 | 不安全的 |
| 受到威胁的 | 失去控制的 |
| 被评判的 | 惊慌失措的 |
| 不安的 | 无力的 |
| 毫无价值的 | 震惊的 |
| **第 3 部分** | **第 4 部分** |
| 生气的 | 独自的 |
| 被责备的 | 受欺凌的 |
| 冲突的 | 绝望 |
| 困惑的 | 失望的 |
| 被压垮的 | 被丢弃的 |
| 感到恶心的 | 被排挤的 |
| 有罪的 | 寂寞的 |
| 受伤的 | 不知所措的 |
| 优柔寡断 | 遗憾的 |
| 紧张的 | 羞愧的 |
| 怨恨的 | 不值得的 |
| 不安全的 | 无依靠的 |
| 担忧的 | |

**注意:** 同样的情绪多次出现是完全正常的。这是因为,你可能会有生活中不同时期的同一种情绪困在体内。例如,10 岁那年,你的宠物仓鼠死了,悲伤情绪可能会被困在身体里。25 岁和伴侣分手时,类似的悲伤情绪又被困在体里。此外,我们都可能对某种感受情有独钟,因此这种感受会比其他感受更容易滞留在身体里。例如,当你和爱人发生争执时,你感受更多的可能是悲伤而不是愤怒,但其他人最先感受到的可能是愤怒。

对于是否可以释放导致焦虑的情绪这个问题，身体的回答几乎肯定是"是"（可以）。如果你得到的答案是"否"（不可以），这可能是一种非常罕见的情况，说明解决自身问题的时机刚好不对。你可能太匆忙了，或者身体脱水，或者只是需要换个更好的地方。可以过几小时之后或等到第二天再测一次。

记住，通常情况下，在站立式测试中，身体向前倾意味着给出的答案是"是"，身体向后倾则意味着答案是"否"。在O环测试中，O环保持坚固并密封在一起表示"是"，而O环一下就松开了则表示"否"。

如果第一个问题的答案是"是"，就接着问：它（被堵塞的情绪）是在列表第一部分吗？如果答案是"否"，你就会知道它在列表的其他三个部分，就可以针对各个部分来提问，直到你得到"是"的答案。然后，逐个读出该部分的每一种情绪，同时问你的身体：它是_____吗？直到你得到"是"的答案为止。如果你想尝试一条捷径，就扫视整张列表，看看哪种情绪更有可能。然后，用肌肉测试确认这些情绪，看它们是否是你的身体正在寻找的答案。

### 选项2：用手指划过列表来识别情绪

识别身体想要释放哪种情绪的另一个好办法就是直观地跟随身体的引导。我将之看作是肌肉测试的一种变体，但更轻松一些。闭上眼睛，用手指慢慢地拂过列表中未处理的情绪。如果你的动作很轻、很轻，在拂过身体与之共鸣并想立即释放的情绪时，你可能会感觉手指"被粘住了"或者动作稍微慢下来一点，也可能会觉得想停下来。事实上，身体正在挑选恰当的情绪。这种方式给人感觉可能有点草率，但实际上，我发现它相当准确！

接下来，暂停一会，用选项 1 或选项 2 识别第一种被堵塞在体内的情绪。

**注意**：虽然在我看过的每张情绪列表上都有"焦虑"，但我没有把它写在我的列表上。到目前为止，你应该明白，焦虑本身并不是一种情绪，而是一种结果；如果我们的情绪得不到认可和表达，就会产生焦虑。

## 第 2 步：进一步了解被堵塞的情绪（可选）

有时候，如果能进一步了解刚刚识别的情绪——比如，最先导致情绪被堵塞的是什么事情？是什么时候的事？——那将很好地帮助身体的情绪释放。大多数郁积情绪都不需要深入了解；但身体确实希望深入挖掘的情绪则需要好好地了解，这是值得去做的。确定哪些情绪需要深入了解的唯一途径是用肌肉测试法向身体提问。因为身体希望你最终承认和尊重某些情绪，这样就可以像本来应该的那样感受并释放它们；所以，应更多地了解这些情绪，这一点很重要。

将这一步设为可选项是因为我在教授技法时喜欢尽量保持简单。不过，如果你有兴趣，我强烈建议你试一下。这个步骤能让身体有机会帮助你了解情绪的根源，还可能提供更深层次的帮助，让焦虑症状更快得到更大的改善。同样地，这一步也让身体有机会表达，深入了解某种情绪是否有帮助；当然，并不是每种情绪都适合这样做。只要用肌肉测试法提问：深入了解这种情绪是否是有益的？如果答案是

"是"，你可能想知道这种情绪是从几岁开始被堵塞的。用肌肉测试法继续问：这种情绪是不是因为 0~20 岁之间的某件事而被堵塞的？如果答案是"是"，就进一步缩小时间范围，一直到你得到一个具体的年龄。如果答案是"不是"，那就问：这种情绪是否是在 20~40 岁之间被堵塞的，以此类推。

一旦确定了具体年龄，就可以继续问：进一步了解这种情绪是否是有益的？如果得到的回答是"是"。这一切都可能是凭空猜想，除非你记得那个年龄段发生的某件大事——比如关系破裂、搬家、生病，等等。试着想想那时候你在做什么，看是否有助于触动记忆。记住，不一定要寻找一次明显的创伤性经历。如果能想起什么，就向身体提一些问题，以获取一些信息。例如，这种情绪被堵塞是由于_____（插入你回想到的事件）吗？如果得到的回答是"是"，就可以停下来，继续第 3 步，将该情绪释放出去。如果得到的回答是"否"，那就继续猜测。也可以问是不是某个人，某个地方，等等。比如：这种被堵塞的情绪是不是与母亲有关？这种被堵塞的情绪是不是与我住在那栋破旧公寓里那段时间有关？这种被堵塞的情绪是不是与学校有关？

## 第 3 步：释放情绪

现在你已经做好准备了，可以轻叩胸腺来释放身体中的这种情绪。要想释放该情绪，只需用一只手的指尖在胸腺上叩 7 次。这样做的时候，只要保持清理或者将这种情绪从系统中清除出去的意图，同时保持呼吸平稳。

　　如果你用过别的技法和方法，可能会习惯性地分析过去的情绪。人类通常渴望在放弃某种东西之前先得到一定的理解。但是，除非身体特别要求你进一步了解某种情绪（第2步），否则就直接释放它吧。就个人而言，我就是轻叩、释放、继续前进！但有些客户会在释放情绪时执行一套特别的仪式。比如，有的人觉得在轻叩时说点什么会更好的。如果愿意，可以在叩击时反复说"清除"或"释放"。我有些客户在轻叩时做深呼吸，有的人会发出"哼哼"声，有的人会反复说"谢谢"，不一而足。但同样的，我是一个"叩叩就完事"的人，所以做什么都没关系，只要你觉得自然就好。

## 第4步：重复这个过程

　　每释放一种情绪，就回到第1步，重新开始。

　　释放被堵塞的情绪不可能在1个小时、1天甚至1周内一次性全部完成，必须一点一点地进行清理。每释放5到10种情绪之后，停下来休息一下。

　　可以用直觉去感受什么时候停下来，然后等到下次治疗时释放更多情绪。或者，也可以用肌肉测试法提问（如：用胸腺测试与叩击技法继续释放对我有没有好处呀？）。如果到了该停下来的时候，你的身体就会通过肌肉测试给出回答："没有。"大多数人一次治疗可以消除10到30种情绪，但如果确实感到很疲惫或者因为任何原因不想继续，最好放慢速度或者等一两天之后再继续。

## 第 5 步：植入积极的情绪

　　像用胸腺测试与叩击技法清除不想要的情绪一样，也可以用该技法植入一些积极的情绪，就像圆满结束情绪释放技法治疗时最后那轮积极叩击所做的那样（第五章）。向身体灌输一些积极的情绪，取代刚刚释放的情绪，这将强化情绪释放的效果。植入正能量是完成身体治愈的好办法。用下面这个积极情绪列表，一个一个地确认并将它们植入体内，也可以在列表中随意添加其他积极情绪。

　　我喜欢在每次胸腺测试与叩击练习结束时植入 3 到 5 个积极情绪。可以用肌肉测试找到最有益的情绪，或者仅仅植入脑海中突然闪现的或者与之产生共鸣的情绪。

| 运用胸腺测试与叩击技法植入积极情绪 | | | |
|---|---|---|---|
| 第 1 部分 | 第 2 部分 | 第 3 部分 | 第 4 部分 |
| 能干的 | 安慰的 | 得到承认的 | 冷静的 |
| 充足的 | 有联系的 | 有权力的 | 居于中心的 |
| 获得认可的 | 满意的 | 感激的 | 自信的 |
| 接受他人的 | 果断的 | 重要的 | 治愈的 |
| 可适应的 | 值得的 | 包括在内的 | 充满希望的 |
| 得到赏识的 | 有权力的 | 独立的 | 心胸开阔的 |
| 坚定自信的 | 得到鼓励的 | 心情放松的 | 乐观的 |
| 放心的 | 精力充沛的 | 安全的 | 和平的 |
| 勇敢的 | 流畅的 | 得到安慰的 | 积极的 |
| 受到启发的 | 得到宽恕的 | 坚强的 | 信任的 |
| 快乐的 | 自由的 | 有人支持的 | 宝贵的 |
| 轻松的 | 接地的 | 得到理解的 | 心甘情愿的 |
| 受保护的 | 开心的 | | |

续表

| 运用胸腺测试与叩击技法植入积极情绪 | | | |
| --- | --- | --- | --- |
| 第 1 部分 | 第 2 部分 | 第 3 部分 | 第 4 部分 |
| 安心的 | 被爱的 | | |

如果你正在进行肌肉测试，提出这个问题：列表上是否有这样的积极情绪，如果现在植入，它将对我有好处？如果得到的答案是"是"，就问下一个问题：它在第一部分吗？如果得到的答案是"否，"你就知道它在其他部分，然后就可以逐个询问，直到答案是"是"。接下来，逐个说出每种情绪，提问："它是＿＿＿＿＿吗？"就这样一直问，直到你得到答案"是"。

一旦确定好自己想要植入的情绪，就用一只手的指尖叩击胸腺 7 次。坚定这样的想法：你正通过叩击将能量注入胸腺，并向整个系统发送正能量。在这样做的时候，想象这个表达积极情绪的词语或者把注意力集中在这种积极的感觉上，做几次深呼吸。

## 胸腺测试与叩击技法如何发挥作用，为什么会有用

让我们谈谈这种方法是如何发挥作用的，以及为什么会发挥作用，这样你就能了解身体里正在发生什么。叩击会产生一种叩击效应，通过胸腺发送一股能量，用以清除那些正在产生阻塞或失衡的情绪能量——无论这些能量在系统中的什么地方。你不需要知道它们究竟在哪里——这真是太好了。想要释放情绪这样的意图也有助于将它清除出去。你是在承认这种感受，同时允许身体放手。你在叩击胸腺释放情绪的同时，也在重新平衡和强化能量系统，让它得以从失

衡中恢复正常，并对治疗过程进行整合。

你可能会打哈欠、叹气、打嗝，或者感受到其他形式的能量转移。如果没有感受到这些变化，也完全不用担心。无论怎样，这个方法都在发挥它的作用。

## 胸腺测试与叩击技法的补充用法

胸腺测试与叩击技法可用来清理所有不同类型的情绪。除了像我刚才教你的那样（聚焦导致焦虑的情绪），也可以用一些其他有趣的方式来消除焦虑。

### 关注某些特定因素

我有时会整体看待客户的"焦虑故事"（他们会把自己知道的焦虑原因和诱发因素分享给我），然后用胸腺测试与叩击技法帮助处理各方面问题。我们来看看下面这些例子。

马洛里每次在家庭聚会上见到继母南希，（哪怕只是给她打电话，）都会触发她的焦虑情绪。她和继母的关系从来都不好，而且成年后的情况似乎更糟糕了。因此，我们决定用胸腺测试与叩击技法处理她对继母的具体反应，而不仅仅是一般性的"焦虑"问题。我们用肌肉测试识别"与南希有关或由南希引发的情绪"。在治疗过程中，她对南希的反应的活跃程度开始降低，甚至当焦虑情绪被再次诱发时，也更容易平静下来并继续前进，这是因为我们已经专门处理了与南希有关的能量。如果你注意到生活中某个人或某些人会诱发你的焦虑，那么，用胸腺测试与叩击技法进行处理可能会有很大的帮助。

史蒂夫害怕晚上开车。他大概知道是为什么，这与以前的特定记忆有关（你将在下一章学习如何处理特定的记忆）。不过，在我们按那样的方式处理后，情况却没有很大改善。然而，当我们换一种方式，释放了下面这些与夜间驾驶相关的特定情绪后，一切都开始好起来。这些情绪是："待在汽车里引发的情绪""与黑暗相关的情绪""与眼睛相关的情绪"。把整个故事分解成多个部分或多个层面可能会有重大的突破。

没有既定公式可以确定全局图中哪些地方可以消除相关情绪，但胸腺测试与叩击技法可以清除各种情绪。下面是一些常见的想法。像案例中那样，用一句话简单概括自己的情况有助于把大的全局问题分解成适合胸腺测试与叩击的较小部分。

胸腺测试与叩击技法可以释放以下因素的相关情绪：

- 某个特定的人（妈妈、爸爸，等等）。
- 生活中的一段时间（高中时期，第一份工作时，等等）。
- 某份特定的工作（当我在_____工作时）。
- 主题（如亲密关系）。
- 引发焦虑的活动（比如旅行，公众演讲，看医生，等等）。
- 你很难打破的一种模式（自我破坏、吹毛求疵，等等）。
- 某个特定的地方（比如我童年时的家）。
- 身体症状（消化问题，偏头痛，等等）。
- 某个特定的年龄（10 岁、37 岁，等等）。

不需要特别的句子形式，也无须特别的策略方法。只要从列表中选择一些想法，逐步尝试，这就够了。当然，最好是从当前知道的诱因开始。

## 焦虑症发作时叩击

胸腺测试与叩击技法是应对情绪危机的好方法。如果能在极度焦虑的时候识别并释放相关情绪，就可以当即清理一些根本原因。这样就可以清除被触发的一些往日情绪，减少它们将来成为问题的可能性。进行肌肉测试，提出问题：我能找到并释放正被触发的情绪吗？释放你找到的情绪，然后重复这个过程，直到将它们全部清理出去。

## 恐慌症发作后叩击

胸腺测试与叩击技法的最佳实践时间之一是在"事件"发生之后——比如恐慌症发作后。如果能识别被触发的情绪，就可以清除它们，从而减少类似情况发生。几年前，我妻子得了重感冒，我带她去看急诊。那时候，我的恐慌症发作得很厉害。这很奇怪，因为我自己曾多次去医院看病都没有出过任何问题。医生给她量血压时，我头昏脑涨，不得不跑到卫生间呕吐。后来又发生过几次类似情况。我觉得太奇怪了！不过，用胸腺测试与叩击技法释放了这些事情触发的情绪之后，我的恐慌症再也没发生过。

进行肌肉测试，提问：我能找到并释放被_____（描述该事件，如"上周在医生办公室发作恐慌症"）触发的情绪吗？释放找到的情绪，然后重复这个过程，直到将它们全部清理出去。

### 植入积极情绪

应该在释放消极情绪之后植入积极情绪，但我也喜欢在情绪低落或迷失方向的时候进行这个练习，让心情开朗起来。只需通过肌肉测试或凭直觉询问你的身体，可以植入什么情绪来帮助你变得好起来。

## 防止新的情绪堵塞

既然现在已经了解了情绪是如何被困在身体里的，我们再来讨论一些简单的方法，防止这种情况再次发生。

首先，始终了解并关注内心感受。记住，情绪之所以会被堵塞是受到了压抑。虽然我们并不总是故意压抑自己的感受，但事实上我们通常就是这么做的。如果你多多关注内心感受，就会明白这一点。如果注意到了自己的感受，一定要好好体会，承认这种感受，而不是告诉自己不要理会。千万不要说："这没什么大不了！"哪怕它真的没什么大不了。承认你的感受并接受它，即使它没有任何意义或者你不喜欢它。关注内心感受不会给你造成伤害。如果可以，关注自己的感受，不加以阻挡，不妄加评判，就不会陷入持续的情绪阻塞。

其他技法也很有用。如果情绪不好，除了用胸腺测试与叩击技法之外，用情绪释放技法做几轮练习也能帮助把能量转移出去。也可以用第四章提到的那些技法，帮助身体平静下来，不要陷入战斗 — 逃跑 — 僵住反应模式。

不必采纳我提出的所有建议。只要选择其中一条，在需要的时候做几分钟就好了。养成释放情绪而不是压制情绪的好习惯。

了解情绪堵塞问题之后，有人会担心自己感受到的每种情绪都会堵塞在身体里并导致焦虑。事实根本不是这样的。你已经感受到了生活中数百万种情绪，但并不是所有的情绪都被堵塞了。此外，并不是每种情绪都会导致焦虑。没必要过多怀疑你的情绪。重要的是有意识地了解原来那种压制情绪的常见模式并加以改变。我敢保证，即使没有以最健康的方式处理某些情绪，也不会影响到你的成败！

## 本章小结

在情绪浮现时进行处理对于解决焦虑问题至关重要，但还需要深入挖掘，清除一些可能被堵塞的往日情绪。如果没有得到正确的承认和恰当的处理，某些情绪就可能会滞留在体内。这些情绪随时都能被感受到，也会成为焦虑的巨大诱因，哪怕你并不知道它们究竟在哪里，它们是什么，或者它们是如何被堵塞的。

胸腺测试与叩击技法是用来释放被阻塞的情绪、缓解焦虑的好方法，可用于诸多方面，所以它的使用范围非常广泛。

现在，我们有了预防情绪堵塞问题的各种方法，包括：冷静下来、重新训练技法（以应对战斗 — 逃跑 — 僵住反应），情绪释放技法和胸腺测试与叩击技法。

<br>

Chapter
**07**

第七章 **+**
# 清除未处理经历

<br>

通过胸腺测试与叩击技法，我们已经在逐个解决被困在身体内的各种情绪。虽然用胸腺测试与叩击技法有可能发现情绪彼此之间的关联（如果来自相同经历的话），但更可能的是，过去生活中各个不同时期的诸多情绪只是在潜意识各个角落里独自游荡。识别和释放各种情绪是释放焦虑的好办法。接下来，我要介绍另一种方法，这样就可以继续剥离一层层情绪，完成整个焦虑治愈之旅。

在这一章，我们将学习如何把过往记忆当作一个整体来处理，我将这些记忆统称为未处理经历。我敢肯定，这些经历正在触发焦虑感，哪怕它们看起来很"渺小"。最重要的是，我们将学习如何用高级的（但仍非常简单）情绪释放技法清除那些经历。

## 定义未处理经历

生活中有些令人不安的或令人痛苦的事情或情感体验，如果得不到承认、处理和清除，就会一直产生消极影响。这就是我所谓的未处理经历。简单来说，这就意味着你仍然在背负着过去艰难体验的能量。除了用胸腺测试与叩击技法单独清除各种情绪之外，把过去的记忆或经历当作一个整体来对待也是有效治疗焦虑的好方法。

为了帮助理解未处理经历是如何产生的，以及它们是如何引发焦虑的，我们不妨打个比方。假设身体里有个小小的玻璃胶囊，如果发生了什么不愉快的事情而你没有处理并释放与之相关的能量，那么，所有相关细节（包括：情绪、图像、气味、颜色、声音，等等）都会贮存在那个胶囊里，不再离开。如果现在发生的事情使你想起了贮存在胶囊中的细节，那次未处理经历就会被触发，那些细节也同时被激活。这时候，你就会感到焦虑，回忆过去发生的事或相关细节（尽管这可能完全是无意识的）以及一直隐藏在内心深处的相关情绪。

未处理经历可能是过去发生的显性事件（比如朋友或家人的死亡）或看似细微的隐性事件（比如，因为流感而错过了朋友的生日聚会）。任何事件产生的能量都可能被阻塞在身体里，并导致焦虑。以下是未处理经历的一些特点：

    ⟳ 任何没有得到承认的事情都意味着你很可能曾用某种方式——即使是下意识地——对自己说过："哦，没啥大不了的！"而实际上，你真正的感觉可能是"哇，这感觉像个大问题（即使它是愚蠢的）！"

    ⟳ 任何没有得到处理的事情都意味着你或许还没有理解它，或许还不能和平地接受不理解它这样的事实，而它却仍在你体内纠缠不休。

⊕ 任何没有得到释放的事情都意味着它可能仍然滞留在体内——因为你还没有承认它，也没有处理它。如果你的情况就是这样，在回忆时很可能会感觉到一种"电荷"。这可能表现为胃痉挛、胸部紧张、眼睛流泪、心跳加速、手心出汗，等等。

判断经历是否未被处理的一个好方法是看你回想该记忆时能否感觉到情绪上的"电荷"。这个电荷可以是任何感觉，但通常是胃痛、胸闷和紧张感，等等。回忆过往时任何不舒服的感觉都是表示那个地方还有未处理经历。你可以把这个能量或者"电荷"想象成我们之前提到的，能量系统中"滋滋滋"的电气流动声。这基本上就是与经验或记忆有关的能量失衡。

让我们看看杰西的故事来了解这些经验是如何影响我们的。杰西是我的一名客户，20岁出头。5岁的时候，他是班上个子最小的孩子，为此不断地被人取笑。随着年龄的增长，这确实影响了他，也影响了他建立健康友谊的能力。杰西记忆中有好几次令人不安的事情，但有一次记忆特别深刻：他被班上三个女孩围着，她们一声声地叫他"矮丁"和"小宝贝"。现在，每当想起这件事，他仍会感到胃部极度不舒服。他不想把这次经历告诉任何人，所以把它埋在了心里。另外，他现在的几个好朋友不会对他的身高一点都不在意，这是他看在眼里的。

因为他从来没有处理过小时候那次经历，所以这件事一直滞留在他体内。他从来没有表露过相关感受，那些被堵塞的情绪也一直滞留在他体内。在他的玻璃胶囊里，是那次经历的所有细节：站在周围的女孩们的样子，屈辱的感觉，不敢告诉任何人的恐惧感，对于身材如此矮小的羞耻感，还有孩子们的嘲笑声。他甚至还记得事情发生时教室里瓷砖地板上的图案。现在，每当他不得不站在人群中或者站在别人旁边时，他都是会感到惊慌失措，因为他的矮小是那么明显，他害怕有人注意他的身高。所有这些能量都会猝不及防地涌现出来，反复引发焦虑症。为了帮助他痊愈，我们需要回顾过去，处理并释放玻璃胶囊里的那些细节，防止焦虑感今后被再次触发。我们还发现了其他一些经历，并进行了清理，就像你将在本章中所做的那样。但在那之前，仅仅清除前面提到的那次经历也产生了重大影响。你不必清理记忆中的所有经历，先清除 1 到 2 次经历也很有用。

清理过去未处理经历不是要强迫你笑脸相迎，记住这点很重要，因为我们虽然不可能笑对过往，但若能做到也很不错。清理那些经历意味着你接受了事情发生过的事实，然后把玻璃胶囊清理干净，这样就不会再感受到强烈的情绪电荷或与之相伴的能量干扰。永远不必为发生过这样的经历而感到高兴，但必须接受它发生过这个事实，并保持中立的态度，才能继续前进。

## 识别并处理未处理经历

如果你的脑子正在飞速运转，不知道该怎样办才能确定究竟是过去的哪些经历正在影响着你，也千万不要害怕。接下来，我要带你去体验一下如何具体操作。事实上，你可以放松一下，因为你很可能在用胸腺测试与叩击技法清理这些经历时已经有了很好的开始，即使你最初的目标并非如此。

下面，我将详细介绍如何确定哪些未处理经历的清除可能对治疗有益。即使你对过去发生的事情记得不多，也不用担心；我会介绍一些诀窍，帮助清除你几乎不记得或根本不记得的经历。

## 用肌肉测试识别未处理经历

确定过去哪些经历还未处理并且正在导致焦虑的一个非常有效的方法，就是利用肌肉测试法进入潜意识。这是我在焦虑治疗时必须做的关键一步。我喜欢这个方法，因为不必绞尽脑汁地回忆过去生活中的经历，也不会被理性意识带偏，去思考哪些事情与焦虑有逻辑关联或哪些事情足以导致焦虑。只要问问潜意识就行，因为它知道所有答案，而且正在等着与你一起分享相关信息。对于不太记得过去的人来说，这也是一个很好的办法。不过，如果你对肌肉测试法感到不满意，不要着急，我还有一个很好的备选方法可以识别未处理经历，稍后我将进行分享。

进行肌肉测试时，可以使用站立式测试法或 O 环测试法，这是在第三章中学习过的。大声提问或在头脑里默念：我有没有未处理的导致焦虑的经历？

答案几乎肯定是"有"。随着时间的推移，你可能会发现很多经历要进行处理，但只需从中选出一个。然后，通过肌肉测试了解这件事发生在几岁的时候，同时找到一些线索，了解那可能是什么事。

你可以问：这件事发生在 0~20 岁之间吗？20~30 岁之间吗？一直

这样问下去，直到身体对某个时间段回答说"是"，然后在该时间段内逐年询问，以得出具体年龄。如果知道了具体年龄，就保持放松的心态，让各种想法浮现在脑海中。记住，件事可以是任何事情，包括某次显性经历，比如遭遇车祸或者生病；或者某件你可能觉得很小的事情。不管那是什么，只要敞开心扉就好了。

如果有未处理经历，还可以问其他一些问题，比如：这种经历与某个人有关吗？与工作有关吗？与健康状况有关吗？这真的就像一场猜谜游戏！我们所做的就是收集各种线索。

你会不断地从肌肉测试中得到答案，最终，你可能会想起那次经历，或者只是获得足够的信息来处理焦虑相关情绪。例如，哪怕只是知道那件事发生在你8岁那年，与学校和老师有关，那也足够了。

如果你觉得自己知道了是什么事情，用肌肉测试法再次检测一下也是很好的。记住，理性意识可能会用逻辑方式决定什么与什么相关，但潜意识里却有着所有原始记录。

为了检验猜测是否准确，可以问："是这次_____（简单描述经历）导致了焦虑吗？"

一旦得到确切答案，就知道该处理什么具体经历。把它记下样，这样就可以为随后使用的清理技法做好准备。如果不能确定或回忆起具体经历，只需尽可能多地收集相关信息。例如，通过肌肉测试，或许可以确定某件事情发生在你24岁那年，与你父亲有关，但还不能完全弄清楚那次经历究竟是什么或者与什么有关。这也没关系。如果我们处理得当，身体通常就会允许我们处理一些关键性细节。

## 处理对过去的记忆

识别未处理经历的另一种方法是列一张清单，写下你觉得自己仍在纠结的过往，记下仍然浮现在脑海的那些事情，哪怕它们发生在很久很久以前。

你是唯一一个需要了解这份清单的人，所以只要随意写写就可以了，比如：妈妈在我朋友面前对我大喊大叫那次，我从树上掉下来摔断胳膊那次，或者，我们的货车滑过十字路口、差点被卡车撞到那次。就这样，不需要详细地描述。

你可能会写出一份很长的清单，但这完全没关系。我认识的每个人开始时都有一份长长的清单。但慢慢地，你可以逐个解决上面的问题。幸运的是，你并不是非得清除清单上的每件事才能治愈焦虑。记住，不要给清单上的任何事贴上"太轻微"或"不重要"等标签，尽量把能够想到的每件事情都写上去。

下面这些问题可以唤起记忆，帮助你列清单；以及一些可能有关的例子。比如：

☺ 什么事是你现在想起来还感到情绪激动的？例如：某个人朝我大喊大叫那次，我不得不搬出那座发霉的房子那次，医生告诉我她对我的焦虑无能为力那次。

☺ 你还记得自己从什么事情之后就"再也不一样了"吗？例如：弟弟或妹妹的出生，妈妈很晚才把你从学校接回来，高中时扁桃体发炎，那个男孩或女孩拒绝和你一起参加学校舞会。

☺ 你能回忆起什么事情刚好发生在生活中出现这种焦虑之前吗？

例如：工作变动，关系破裂（与男／女朋友分手），与朋友争吵或担心生病的父母。

&#10142; 什么事情是你至今想起来仍然感到胃痛或心跳加速的吗？例如：二年级时被单独留在午餐桌上，在路边看到发生车祸，不得不让动物安乐死。

&#10142; 这样的焦虑让你想起了过去的什么事情？你有没有触动当前类似感受的记忆？找到与当前经历感受相同的过去经历是非常有帮助的。例如：当妈妈在医院里，而我不知道发生了什么的时候；当我因为自己没有做过的事情被解雇的时候；当我被人指责对丈夫的感受漠不关心时。

提示：如果你不太记得或压根不记得过去发生过什么事情，不用担心，我将在本章后面部分向你展示，如何能让你处理好过去未处理的经历。

## 用情绪释放技法清除未处理经历

现在，你脑海中很可能有了至少几件需要处理的经历。如果你记下了一大堆，那太好了。但要想知道先从哪次经历开始处理也是件让人颇感困惑的事情。以我的经验，用以下方法选择任何一个都可以：

&#10142; 用肌肉测试选择，问问你的身体：首先清除_____（对经历进行简要描述）是最有利的吗？在空白处插入任何一次经历，用肌肉测试技法不断尝试不同的经历，直到你确定先从哪一次开始。

☺ 选择情绪电荷最活跃的那次经历。至今仍然最让你感到心烦意乱的是什么？挑选你感觉最强烈的，无论是什么。

☺ 凭直觉选择。所有未处理经历都可能引起焦虑症状的显著变化，所以只要随便挑一个，然后进行处理。

☺ 选择焦虑发作前的经历。我通常要客户看看之前 18 个月到 2 年内发生了什么事。那不太可能是焦虑的唯一诱因，但可能是压垮骆驼的最后那根麦草，所以将它清除会很快就产生重大影响。

现在，你已经知道如何简单有效地用情绪释放技法来处理现在的感受。但如果想要真正消除焦虑的根源，就需要回顾过去，清除那些可能正在触发焦虑的往昔能量。想办法清除未处理经历正是这样做的一个好方法，其实就是打开体内那个玻璃胶囊 —— 里面装着触发焦虑的所有信息，然后把它清理干净。

**免责声明：**虽然情绪释放技法很容易使用，而且用最初学习的方式（在感受出现时，把它们处理掉）也是非常安全可靠的，但我还是要强调，每次处理过去记忆（未处理经历）时，请务必按我下面所讲的方式，凭直觉用心感受。万一遇到非常困难的或诱发性的记忆，我希望你能与参加过这项技法培训的专业人员一起面对。我希望你不要害怕独自进行这项工作，但如果你觉得有些事情很困难或不安全，你可能无法独自解决。通常，在我们处理可怕情绪时，如果有另一个可以掌控全局的人在场，我们的身体会感到更安全。此外，专业人士掌握了多种技法，可以确保这项工作成为积极体验。

记住，无论你是否觉得过去那些事情很重要，它们都会在很大程度上影响你。为了解决这个问题,我们现在学习如何使用情绪释放技法,清除仍然对你产生负面影响的具体情绪(未处理经历)。

在用情绪释放技法清除过去未处理经历时,请尽可能具体地处理相关细节,因为这将有助于清除我们之前了解到的玻璃胶囊中的所有东西。

我们将使用情绪释放技法,基本步骤你已经学习过,也实践过的,因此下面的大纲对你来说非常熟悉。在操作每一步的过程中,我将提供更多的指导,以便你能有明确的目标,从而清除那些未处理的经历。

第1步:评估你对以往经历的感受强度。

第2步:创建预设情况说明。

第3步:在叩击手刀点时使用情况说明。

第4步:轻叩其余叩击点和发泄情绪。

第5步:自我检查并重复叩击。

第6步:结束情绪释放疗程。

## 第1步:评估对以往经历的感受强度

我们先来清除用肌肉测试法所确定的那件事情。记住,从哪件事开始并不重要,重要的是你是否开始行动。现在,如果还没有标题,那就想个标题或进行简单描述,方便自己使用。比如"我以为妈妈不记得去学校接我那天",或者"一年级时,我在全班同学面前出了丑"。闭上眼睛，简单地回想一下当时的情况。允许情绪浮出水面，这样就可以把它们清除掉。按照1~10分的等级（其中10分表示最强烈）评估你对那件事的感受，看看你现在想起它时的感受有多强烈。如果你现在还有身临其境的感觉，就好好记下来；如果没有就算了。

## 第2步：创建预设情况说明

根据实际经历，用一句话做出情况说明，只要在空白处填上具体情况就好了。

即使_____（说出某次经历），但无论如何我都会好起来的。

希望你尽可能多地提供细节性描述来呼出该经历在系统中的能量，以便将其清除。记住，试试在陈述经历时，尽量加上身体症状和情绪感受。

例如：即使当老师让我站在角落里时那些孩子们都在嘲笑我，而且时至今日想到这事时仍然感到胃里很不舒服，但无论如何我都会好起来的。

## 第3步：在叩击手刀点时使用情况说明

现在，说出整个情况说明，连说3遍，同时继续轻叩手刀点。用一只手的3到4根手指轻叩另一只手的手刀点。正如我们在第五章学习情绪释放技法时所分享的，可以3次都说完全相同的话，也可以改

变措辞。完成这个步骤之后，就可以准备继续前进，逐次轻叩其余叩
击点。

## 第4步：轻叩其余叩击点和发泄情绪

接下来，只要轻叩其余叩击点，连叩几个回合，一边说说当时发
生的事情一边"发泄"相关记忆；最好按时间顺序一边讲述一边轻轻
地叩击。对我来说，讲故事时最好是像老朋友聊天那样，东拉西扯地
分享脑海中想到的任何事情。只要记得，在轻叩的同时，尽可能多地
提到各种细节。

如果喜欢让你的技法显得有条理，可以试试这样做：把故事分成
若干片段，一段一段地讲，一边讲故事一边轻轻地叩击。可以把这些
片段想象成电影中的一个个场景，从故事开头讲起，把开头重复讲述
几次。然后继续处理故事中的那些场景，直到你在检查效果时觉得它
们不再具有情绪倾向性（见第5步）；然后就可以处理下一个片段，
以此类推。

无论是"艾米法"叩击（就像朋友之间的滔滔不绝那样），还是
更有条理的片段式叩击，都要特别注意某些细节，我称之为故事中
"黏性"部分，也就是那些脑海中感觉最根深蒂固的细节或你在轻叩
和复述时最难面对的细节。你会想在这些地方挖掘得更深入一些。

蕾西是我的一个客户，她对于表达自己的想法这件事感到非常
焦虑。在成长过程中，她的妈妈经常问蕾西和她的姐妹们想吃什么或
穿什么，却又责骂她们的回答问题方式是"错误的"。我们都怀疑这

是她现在感到焦虑的原因，于是列出了她的一些记忆片段，然后用肌肉测试法确定了哪些未处理的经历需要优先处理。在叩击的时候，我们回顾了这段经历，列出了蕾西能记得的关于那段记忆的所有细节和感受。

我给蕾西布置了家庭作业，让她自己继续处理记忆列表上的其他经历，并提醒她，在回忆到那些感觉"黏性"记忆时，要多花点时间。黏性记忆可以是脑海中很明显的东西，或者是你谈论时引起反应最强烈的东西（这种反应可以是身体上的也可以是情绪上的）。对于蕾西来说，她必须通过叩击更深入地处理一些棘手的细节，比如妈妈在她上学第一天给她挑衣服时的表情、衣服的具体颜色，以及因为她的记号笔在衣服上留下了一小块污渍，所以放学后妈妈扔掉那件衣服时她有多么失望。

这类细节看起来可能微不足道，但无论出于什么原因，如果你感觉它们被堵塞了、看起来特别生动或本能地觉得它们很重要，就真的要把它们清理掉。这样做将有助于更彻底地处理并释放身体中未处理的经历。关注细节，然后通过叩击将其清理出去，这样做能产生重大影响，可以将情绪释放技法的工作效果由一般般提升到非常出色！

下面是叩击过程中涉及的一些具体因素：

🌀 某次经历的具体细节，如颜色、声音、气味、天气、面部表情，某人对你说的某个令人不安的短语，等等。

🌀 无形的概念或感觉，如感觉被利用了、不相信自己或别人、感觉被人羞辱，等等。

现在，你已经准备好，可以在讲述故事并发泄任何再次出现在脑海中的情绪时，从头到尾逐一轻叩所有叩击点。如果觉得故事很难讲述，可以试试加上下面这些话，我经常用它们帮助我的客户彻底释放记忆中的事情：

- ☉ 我正保存着那次经历的所有细节。
- ☉ 我的身体正牢记着那次经历的所有气味、景象和声音。
- ☉ 那次经历的所有细节仍然滞留在我的系统中。
- ☉ 我真的记得_____(找出黏性记忆)。
- ☉ 我的身体记得那次经历的一些细节，比如_____。
- ☉ 我记得当时看到／听到／感觉了_____。

我们现在就是努力让潜意识深入了解各个细节，以便将它们清除出去。我们向潜意识"暗示"一些想法和触发因素，然后，潜意识就在幕后工作，找到并清除这些细节。

## 第5步：自我检查并重复叩击

在几轮叩击之后，休息一下，做个效果自检。闭上眼睛，重新感受那次经历。用1~10分的标准再次评估你对那次经历的感受强度。如果需要继续前进，请继续（你很可能会这样做的）。

## 第6步：结束情绪释放疗程

清除完过去所有经历之后，或者完成一次治疗时，就用一个积极的回答作为本次叩击治疗的结束 —— 从手刀点到其他叩击点逐一轻击，然后再回到手刀点。在轻叩的同时，可以说"我很好"或者第五章那些积极陈述中的任何一条。

就是这样！

**注意**：别忘了，可以用脉轮叩击技法代替情绪释放技法。与我们刚刚演示的情绪释放技法相似，但叩击点要用第五章写道的脉轮叩击点代替。除了叩击点不同之外，其他所有操作都是一样的：开始时总是先用一句话进行情况说明并叩击手刀点，然后从那里开始，继续叩击。

## 需要叩击多久

应该一直叩，一直叩，直到想起以往经历时心静如水。让评估结果尽量接近1！当然，不必强迫自己叩击一次就达到这样的效果。有太多人会犯这样的错误：仅仅叩击了几分钟，然后就说"没用"。虽然叩击真的很有效，但肯定需要时间和毅力。继续努力处理你的记忆和感受吧。在这样做的时候，身体会因为压力已经得到释放而越来越放松。

如果你对记忆中发生的事情感到遥远或模糊，你就会知道，与该经历相连的能量已经从系统中释放出来了。你可能会觉得那件事是发生在别人身上，或者觉得它只是"在那里"而已，但再也没有强烈的情绪冲动。

在继续前进，处理另一段经历之前，并不是必须彻底释放某次经历的相关能量。我总是先列出一份清单，在上面写好我正在努力处理的各种事情。我会反复回顾这些事，直到我觉得它们不再引起我内心的波澜，然后就可以把它们从清单上划掉。

## 想不起具体经历怎么办

得知清理过去经历的重要性之后，很多人会惊慌失措地来找我，说："我什么都不记得了！"幸运的是，一切问题都有办法解决。不管怎样，你都能痊愈。如果不能指望你的记忆（顺便说一下，我们很多人都这样），可以借用下面的一些技法。

虽然说清理过去经历最理想的方法是我们刚刚所说的"一边轻叩一边讲述记忆中的故事"，但我很清楚，事实上，很多人确实不太记得过去发生的事情。如果你也是这样的人，试试下面的建议吧。这些建议可以用来替换我们刚刚学到的清理未处理经历的主要方法，或者作为该方法的补充，效果都非常好。

### 处理有关焦虑的感受

记住，对焦虑的感受是一个很好的指标，可以帮助确定是什么原因导致了焦虑。试着想想过去什么时候（尤其是在焦虑开始之前那段时间）出现过与现在类似的情绪。

吉姆来找我的时候，满怀焦虑并伴有关节疼痛，而且这两个症状都是 3 年前一起出现的。我问他是否记得 3 年前发生过什么事。他很快列出了可能导致身体超载的一系列事情。在我们探讨了一番初步的可能性之后，我问他对关节疼痛和焦虑有什么样的感受。

每个人对自身问题都有着独特感受，即使实际上只是些常见问题，比如焦虑。对于吉姆，我知道他对关节疼痛和焦虑的主要情绪可以作为很好的着手点，以此寻找记忆中未处理的经历。吉姆说他"厌倦了处理它（关节疼痛和焦虑）"，这是我们需要的线索，可以让他想起一些事情。然后，我帮他弄清楚了那两个症状出现之前还有什么事情是他感到"厌倦"的，或者有什么情况让他"厌倦"了。

我们发现，那个时候的婚姻状况让他觉得"不值得"。于是，我们开始围绕他过去的具体经历来清理相关能量。这不仅极大地帮助吉姆清除了对自身状况的沮丧感，而且帮助他及时地解决了关节疼痛和焦虑问题。

## 借助过去的纪念品

有时候，用一些提示性物品唤起情绪会使过去的创伤性事件更容易处理。如果不记得细节，甚至孤立无助，无法"感受"到记忆中某件事情的任何相关信息，翻出过去的纪念品真的非常有用。

下面是唤起记忆的一些方法：

◉ 一边阅读以前的日记，一边叩击。

◉ 写下你的故事，然后一边朗读一边叩击。

◉ 一边给朋友打电话诉说过去的事情，一边叩击。

◉ 一边用语音记录你的感受，一边叩击。

◉ 一边播放使你想起某事件或某个时候的歌曲，一边叩击。这时候，不需说话，只需轻轻叩击。

## 借助潜意识叩击

我们在刚开始接触叩击时就知道，用情绪释放技法唤醒潜意识是帮助释放以往能量的好办法，哪怕我们根本不知道需要清除什么。这种解决方法既围绕问题又针对问题。

用这句话说明情况：尽管我不知道是什么事情导致了现在的焦虑，但我还是让潜意识去释放它。如果用肌肉测试法确定了某次未处理经历发生的具体年龄，但还不知道那究竟是什么事，用这句话说明情况：即使我不记得发生在_____岁那次未处理经历，但不管怎样，我都允许潜意识释放它。

轻叩其余叩击点时，关注焦虑本身，在发泄时一并处理突然想起的任何情绪或想法。

逐次轻叩所有叩击点看起来可能是这样的（在每个叩击点上说一个不同的短语）：

我不知道过去什么经历让我感到焦虑。

那可能是_____（插入你的任何猜测）。

我的潜意识知道它到底是什么。

我就是不能像我希望的那样把它弄明白。

我知道那是从我_____岁时开始的（如果你知道当时年龄，说出来）。

潜意识，帮我清理一下！

用这种方式继续逐次轻叩所有叩击点，持续练习几轮。

只需不断轻叩，并大声诉说，这将触发潜意识，把你需要帮助清理的东西全部挖掘出来。这个方法有很多即兴成分，祝你玩得开心。

情绪释放技法使用的次数越多，你能发现的使用方法就越多。没有严格的规定，也没必要一步一步严格听从我的指挥。让它真正成为自己的法宝，你肯定会高兴地发现这项技法的效果有多好、用途有多广。

## 情绪释放技法和胸腺测试与叩击技法的强强联合

虽然情绪释放技法和胸腺测试与叩击技法完全不同，但它们能很好地互补。你可以用不同方式混合使用这些技法。尽可能发挥想象吧！为了增加了解，让我们来看看一位名叫琳达的客户的治疗情况。

琳达来找我时已经深受焦虑症折磨很久很久了。她不记得自己从什么时候开始感到焦虑，也不记得情况是怎么开始的，但她说似乎"始终都这样"。不过，她的确意识到她感到最焦虑的时候是在独处时，这给我们展开工作提供了线索。如果你也像琳达一样，那就把困扰简单写下来，帮助把它分解成更小的部分来处理。按照以下方法，我们用情绪释放技法和胸腺测试与叩击技法应对琳达的困境。有些是我们一起做的，有些是她自己在家里单独完成的。

⊙ 花了几个疗程，用胸腺测试与叩击技法释放了导致焦虑的一般情绪。

⊙ 用胸腺测试与叩击技法清除了她独自一人时被触发的情绪。

⊙ 通过琳达过去独处时的记忆列表，用情绪释放技法清除了这些经历。

⊙ 用潜意识叩击清除了潜意识中的焦虑原因，这些原因是其他方法找不出来的。

这个治疗过程持续了几个星期之后，琳达开始感到焦虑症的显著改善。但我们并没有就此止步。就像我们将在下一章学习的那样，我让她结合运用情绪释放技法和胸腺测试与叩击技法，同时清除一些不好的观念。在忍受了大半辈子的焦虑折磨之后，她花了大约 4 个月的时间让自己不再觉得焦虑是日常生活的一部分。正如你所能想象的，琳达对她的进步感到兴奋不已，而且最终付出的努力比她预期的要少得多。

## 本章小结

通常，整个记忆，包括某件事的所有细节，都会被贮存在体内，并在系统中造成能量失衡。这些未处理经历可能成为焦虑的巨大诱因，在我们毫不知情的时候被下意识地重演；在最出人意料的时候导致持续的低水平焦虑或全面的恐慌发作。

清理过去未处理的经历 —— 我们尚未承认、处理和释放的过往事件 —— 是清除焦虑根源时一种令人惊奇的方法。用情绪释放技法可以清除玻璃胶囊中存储的各种焦虑触发因素。在回忆过去事件的同时边聊边叩击可以达到这个目标，还可以探索怎样将情绪释放技法和胸腺测试与叩击技法相结合，以实现强强联合。

Chapter
**08**

第八章 ✚
# 改变有害观念

改变有害观念是治愈焦虑的关键！到目前为止，我希望你已经明白，清除焦虑的方法多种多样。通过学到的各种不同技法，你正在慢慢地一层层地解决焦虑问题。记住，在这个治愈过程中，没有特定的顺序或方法，只要用所学的方法始终向前就可以了。

接下来学习的内容将带你走向一个全新的、令人兴奋的世界，给你创造大量实践机会，从而成就最平静、最放松的自我。在本章，我们将深入探讨什么是有害观念，以及如何使用情绪清除技法做出改变，这是我在自我治愈焦虑过程中提出的治疗方案。我还将提供一些相关观念的例子，你可以检测一下自己是否受到了这些观念的影响。

观念查找的结果可能令人震惊，但如果你保持一颗好奇心，这个过程其实也很有趣（你会想，我这疯狂的大脑究竟在执着什么？！）我现在觉得自己是个观念侦探，很快，你也会成为这样的侦探。

## 什么是观念

你可能非常熟悉"肯定"，这些都是积极的想法或陈述，能产生积极的心理变化。但有害观念是用肯定形式表达否定意思，其作用完全是否定性的。观念只是脑海中的信息或想法，是内心坚信的真理。有害观念就像否定性的咒语，每天在头脑中重复几百次，从而被身体视为真理。观念基于别人对我们的看法、我们对过去经历的概括以及我们从这些经历中获得的意义。观念不是事实，但对于大脑和身体来说，也可能是事实。观念基本上可以是从任何一次经历中提取出来的信息。

观念只是我们对事物的看法，而我们相信这些信息是真实的，这正是焦虑的最大原因之一，也是克服焦虑的最大障碍之一。非常幸运的是，释放有害观念可以改变生活。处理并清除有害观念可能是我在自我治愈焦虑过程中采取的最重要行动；事实证明，该行动在我的客户的康复过程也是至关重要的。我发现了有很多这样的观念，一旦释放出去，就会开辟一条治愈之路，治疗效果比其他任何行动都要好得多。就像取消订阅你不想一直接收的邮件那样，可以轻松取消订阅自己的观念。真是谢天谢地！

迈克的母亲患有双相情感障碍症。她的行为特别难以预料，当迈克用她所谓的"错误方式"看着她时，她常常会失控。可以理解的是，单独与母亲待在家里时，迈克会变得非常紧张、焦虑不安。他后来知道，如果他在自己房间里，保持安静，她会让他一个人待着，什么刺都不会挑。迈克幼年时凭直觉得到的信息或形成的观念是："如果躲起来不让人看见，我会更安全。"

这种观念指导了他成年后的许多行为，每当他感觉到别人似乎有点激动时，他总是尽量远离。迈克总是非常安静，哪怕是想大声说话的时候，他也安静地待着。但因为他真的相信自己在别人看不到的时候更安全，所以他会感到害怕，这导致了他的焦虑。努力消除这个观念之后，迈克果然可以轻松面对他人的在场，并且能在想要表达的时候说出自己的想法和意见。

让我们来看看观念的剖析结构以及它对我们的影响方式：

⮡ 潜意识从我们的经历中感受到某种信息或从中总结出一些想法（这就是观念）。

⮡ 潜意识在总结想法后创造了与之相伴的"规则"。例如，这是好的或者这是坏的，或者当这件事情发生时，另一件事也会发生。

⮡ 这些规则成为我们生活中遵循的真理并最终指导我们未来的行为和感受。

⮡ 我们按照自己创造的真理生活，这创造了一个被污染的镜头，我们开始透过这个镜头看待我们自己和我们的生活，同时扭曲了我们的感知。

⮡ 我们陷入了一个循环，在这个循环中，我们被扭曲的观点是如此根深蒂固，以至于它让我们陷入那个可能会导致焦虑的观念体系中。

了解观念时，最重要的是记住，不要因为有这样的观念而批判或责备自己。这些观念并不是我们故意创造出来的，它们只是生活的一部分！我们现在要做的不是聚焦过去，批评或分析过去；而是纠正那些对我们来说已经不好的想法，这样才能一直向前。

我们的主要目标是慢慢地尽可能多地释放身体、思想和精神下意识地认为与焦虑相关的原因。你可能会发现这样的原因有很多，那也没关系。有害观念可能会在很大程度上造成阻碍，但清除它们确实也很简单。由于这些观念都来自我们过去的经历，或许你在释放过去经历中被阻塞的情绪能量时已经不经意地剔除了一些有害观念。多么意外的惊喜呀！接下来，我们将一步一步地解决这个问题，逐步剔除潜意识中的有害观念。

## 案例——观念的力量

我最喜欢的关于观念力量的例子之一来自布鲁斯·利普顿博士写的《信念的力量：新生物学给我们的启示》（光明日报出版社，2015年5月出版）。利普顿博士是一名生物学家，也是国际上该领域的领袖人物，他的教学有助于架起科学和精神世界的桥梁。在书中，他讲述了英国医生阿尔伯特·梅森博士的故事。梅森博士使用催眠法治疗一个青少年病人的疣。尽管梅森医生曾经用催眠治疗法成功地治愈了其他一些病人，但这个男孩的案例却非常棘手。他全身上下只有胸部的皮肤是正常的。他们的第一次催眠治疗仅针对一只手臂，即便如此，仅仅一周后，情况也有所改善。后来，一位也见过这个男孩的外科医生告诉梅森，他的皮肤问题不是疣，而是一种致命的遗传性疾病。于是，通过催眠治疗法，用心灵的力量引导孩子的潜意识接受皮肤可以治愈而且将会治愈的观念，似乎不可能的事情发生了 —— 在持续的催眠治疗过程中，孩子的大部分皮肤再次变得健康。仅仅因为观念的改变，孩子的处境发生了巨大的变化。

在这种情况下，催眠疗法所做的仅仅是改变人的观念，而对周围环境中的其他因素没有做出任何改变。这就是清除疗法要做的工作。清除疗法不是催眠疗法，但它的工作原理类似于催眠疗法，而且可以对潜意识进行重新编程。

另一个例子来自新西兰维多利亚大学的研究人员。他们设法骗148 名学生，让他们相信自己喝醉了，尽管他们喝的东西里除了汤力水和酸橙之外什么都没有。研究人员发现，那些相信自己在喝伏特加的受试者，尽管他们只是相信自己体内有酒精，但他们的判断力和实际的智商却有所下降。

## 两种观念

有两种主要类型的观念，它们都会以各自的方式引起焦虑。但具体观念属于哪种类别一点也不重要。我只是想让你了解每种类型的观念会如何影响你。下面，我先简单解释一下。

### 导致焦虑的观念

第一种类型是真正制造焦虑或推动焦虑发展的观念。这些往往是对世界或生活的看法，使人感到不安全、无助和恐惧。产生焦虑的观念会让人觉得世界是个可怕的地方，每个人和每件事都是为了抓到你，或者你是不安全的、是孤立无援的。

这种性质的观念会不断地让你觉得某些事情是错误的，或者你正处于危险之中，这会触发身体的战斗 — 逃跑 — 僵住反应。虽然我将在本章后半部分提供许多具体观念的例子，但这种观念所传递的信息或总体思想是："我是不安全的"。实际上，这本身就是一种观念，也是其他观念的一部分。这条信息可以看作是我之前提到的否定性肯定信息，影响你的一切所做、所感和所思。记住，观念只是关于某件事的信息，而不是真理或事实真相。你坚信的任何事情，如果让你感到不安全的话，都可能引发焦虑。

这里还有个例子，可以让我们知道这种观念是如何发挥作用的。吉米10岁的时候，他告诉父母他恨妹妹。吉米这样说当然很不好，所以他的父母很不高兴，叫他闭嘴。他们大声斥责他，告诉他再也不许说那样的话。随着吉米慢慢长大，他开始感到焦虑，他的父母为此带他去看医生。他的焦虑几乎总是在不得不分享自己的观点或感受的情况下被触发。吉姆从表达对妹妹感受的经历中总结出来的想法就是：与他人分享自己的感受会带来麻烦，或者惹别人生气。这成了他生活中所遵循的原则，继而使他害怕表达自己的感受。最终结果就是他坚信："如果我和别人分享我的感受，他们会生我的气。"这种观念不仅让他产生了焦虑，而且使他几乎不可能自然且自信地表达自己的感受。于是，这便成了让他感到焦虑的根源。

## 阻碍焦虑治愈的观念

第二种类型的观念实际上就是阻碍焦虑治愈的观念。这种观念让你相信，出于某种原因你需要焦虑。即使理性意识正在尽一切努力克服焦虑，潜意识可能会坚守自以为处于焦虑状态非常好的理由，并且坚决不愿意从焦虑中恢复过来。

这意味着，我们其实对释放焦虑有着某种程度的内心冲突。这种内心冲突很普遍，往往发生在我们内心一部分想要改变而另一部分（通常是潜意识）不想改变的时候 —— 因为潜意识认为改变在某种程度上是危险的或不好的。

如果身体里有一些阻碍焦虑治愈的观念，那么，越是努力想要感觉更好，越有可能感觉更糟。也许情况会有所改善，但突然又回到原来的状态，或是不得不与自我破坏做斗争，感觉自己无能为力。

大脑中的潜意识可能会做出规划，让我们相信保持焦虑其实比摆脱焦虑更有好处，因为焦虑让我们感到安全、允许我们做或者不做某件事情。这意味着你自己可能就是阻碍克服焦虑的最大障碍。这不是你的错，而且这种现象也很普遍。因此，不必对此感到不安。找到这些观念其实是有好处的，因为将之清除确实可以改变生活。

苏珊总是害怕在课堂上回答问题。从记事起，她一直很害羞，不愿意成为别人关注的中心。不过，四年级时，她不得不应老师安排在全校集会上背一首诗。就在快要轮到她上场的时候，她开始感到头晕和恶心。直到长大后，她才知道自己当时经历了一次全面的恐慌发作。当看到她哭了，而且显然不舒服时，老师立刻把她带到了护士办公室。苏珊如释重负，终于不用登上那个舞台。她接受了这次体验，甚至可能是下意识地做出了这样的解释：焦虑症发作可以让你不必做可怕的事情。这成了她的生活准则，或者是新的观念——"我需要焦虑来保护我的安全"。尽管苏珊有意识地不想让焦虑症发作，但她的潜意识知道这种反应可以保护她。于是，在她不得不成为关注焦点时，焦虑发作便成了她身体的自然反应。

在这两个例子中，小时候看待世界的方式一直伴随着这个孩子长大成年。并不是所有经历都会发生这样的情况，所以不必担心，不用放弃你所学到的一切。这些观念的形成并不是任何人的错，所以不要因为你发现的任何观念而生你父母和老师的气。观念只是思想的一部分，所以只需处理那些不再有用的信息或观念。焦虑得以治愈的部分原因就是要忘记或不相信任何阻碍你感觉平静和放松的事情。7 岁时候的认知方式在当时可能还不错；但是，除非你允许一个 7 岁的孩子来管理你现在的生活（你能想象这样的情景吗？！），否则，是时候更新潜意识里的心理记录了。

## 认清你的观念

我们现在开始讨论真正重要的事情——弄清楚哪些观念正在真正影响着你。我要再次提醒你，需要努力处理的观念可能有很多很多，或许会堆积如山。但别担心，也不要着急，因为我们并不是必须释放所有观念才能治愈焦虑。只要在这座"观念大山"上挖出一个突破口就行了，哪怕是清除其中一个观念也会对你的生活产生重大影响。

通常来讲，观念是围绕几个主要概念形成的：

**安全感**（治愈是不安全的）——如果身体的一部分觉得焦虑治愈不安全，就会阻碍我们为克服焦虑所做的一切努力。尽管它看起来很不合逻辑，但这是我最常看到的障碍；因为焦虑通常会让我们感到不安全，但它也有很多方法可以保护我们。

**是否值得**（我不值得治愈）——这个障碍也非常普遍，我们完全不相信自己真的值得拥有健康和快乐。这与自我价值有关。

**能力**（无论如何我都无法治愈）——这个障碍与我们认为无法治愈的原因有关，比如没有足够的金钱、能量、资源等。

**意愿**（我不愿意治愈）——这与我们不愿意付出治疗所需努力有关，包括能源、经济或其他方面。这个障碍主要与治疗中的"工作"有关。有这种观念不是因为懒惰，而往往是因为我们在长时间应对挑战后，耗尽了热情。

**准备**（我还没准备好治愈）——如果我们觉得事情变化太快或在恢复正常生活之前还有更多的事情需要做，"没有准备好"这样的感觉会在治疗过程中发挥一定作用。

**可能性**（治愈是不可能的）——不可能治愈的感觉通常来自那些试图帮助我们的医学专家。"情况特别严重"或者问题"不可救药"之类的说法会给这种观念提供战斗手段。这个障碍建立的感觉基础是：我们所处的环境实在太糟糕了，我们无法治愈。

**打算**（我不打算治愈）——不打算治愈通常来自我们所处困境中有利的一面。我们认为生活中一切不好的东西（如疾病）都有好的一面。有时候，我们从困境中获得的好处也会使我们不打算克服它（哪怕是下意识的）。

## 常见的观念

下面这份清单列出了一些常见的阻碍治愈的有害观念，涉及我刚刚提出的许多重要概念。我想将它作为帮助头脑风暴的起点。现在，我想让你好好了解一下自己大脑中可能有多少愚蠢的观念，从而对即将开始的清理工作感到兴奋无比。通过下面的列表，你会明白哪些疯狂的观念可能会让你陷入困境。如果愿意，可以在你打算处理的观念旁边标一个星号或打个钩。记住，这可能是那些正在制造焦虑的观念（几乎正以某种方式制造压力）或那些阻止你康复的观念（让内心的一部分觉得出于某种原因焦虑比不焦虑更好），或者两者兼而有之。

在使用下面的观念列表时，最好尽可能根据具体情况调整措辞。例如，对于我所提出的一般性观念，比如"我需要焦虑"，如果你能加上"因为……"，再加上一点详细的阐述（例如："因为这是我能说不的唯一方式"），将对你的康复更有帮助。

- 我需要焦虑。
- 世界是不安全的。
- 我不够好。
- 我不配获得健康和幸福。
- 如果我分享我的观点／感受，人们会恨我的。

➲ 如果我_____，别人会嘲笑我的。

➲ 没有人爱我。

➲ 一切都是我的错。

➲ 我太敏感了，不能出去。

➲ 我心碎／崩溃了。

➲ 我不可爱。

➲ 我总是做错误的决定。

➲ 当情况开始好转时，总会有不好的事情发生。

➲ 如果我做我想做的事，别人会不高兴的。

➲ 同时保持健康和快乐是不可能的。

➲ 只有当我完美的时候我才会被爱。

➲ 我必须控制我所有的情绪。

➲ 如果我为自己做点好事，别人会不高兴的。

➲ 焦虑是对我过去所做坏事的惩罚。

➲ 焦虑是我待在家里的唯一合法借口。

➲ 焦虑让我可以说不。

➲ 焦虑让我可以不用社交。

➲ 我只有在焦虑的时候才会被爱／照顾。

➲ 我需要焦虑才能感觉安全，因为_____。

➲ 表达我的情绪是不安全的。

➲ 做真正的自己是不安全的。

➲ 我不配放松。

➲ 因为我过去的所作所为，我活该感到焦虑。

⮩ 我不值得被爱。

⮩ 我不重要。

⮩ 我一无是处。

⮩ 没有什么对我有用的。

⮩ 其他人都能治愈，但我不能。

⮩ 克服焦虑是不可能的。

⮩ 克服焦虑需要做太多的工作。

⮩ 我需要焦虑来让我的需要得到满足。

⮩ 就算我治愈了，它还是会回来。

⮩ 如果我治愈了，我会孤单一人的（人们只会因为我生病而留下来）。

⮩ 放松是不安全的。

⮩ 快乐是不安全的。

⮩ 如果我治愈了，我想断绝关系。

⮩ 我只能靠更多的支持才能治愈。

⮩ 我只有在_____（做事完美，为别人做事，等等）的时候才有价值。

⮩ 我只能用更多的钱才能治愈。

⮩ 如果我康复了，却仍然找不到伴侣，那我就没有理由了。

⮩ 治愈会证明这首先是我的错。

⮩ 如果我治愈了，我就会容易受伤。

⮩ 如果我治愈了，我就没什么可做了。

⮩ 治愈没有什么意义（我没有值得治愈的目的）。

➲ 我必须原谅别人才能治愈，然后他们就不受约束了。

➲ 如果我治愈，我将失去我的身份。

➲ 我的生活就太落后了，再也赶不上了。

➲ 我必须达到别人（或我自己）的期望。

➲ 我必须做到完美。

➲ 我会让自己失望的。

➲ 我不知道怎么治愈。

➲ 如果我治愈的话，我必须更加自信。

➲ 我没有足够的力量来治愈。

➲ 我没有足够的资本来治愈。

➲ 我太敏感了，无法治愈。

➲ 我太脆弱了，无法治愈。

➲ 我很脆弱／敏感。

➲ 我无法管理好我的生活。

➲ 我需要这个焦虑来分散我的注意力（远离我不快乐的生活、婚姻、工作等）。

➲ 如果我治愈了，对其他仍在忍受焦虑之苦的人来说是不公平的。

➲ 如果我治愈的话，我的生活就会发生改变（这太可怕了）。

➲ 如果我不按他们的方法治愈的话，我会伤害我的医生／朋友／家人的感情。

➲ 如果我治愈的话，我必须是成功的。

➲ 如果我治愈的话，我就不得不留下一段不健康的关系。

- 工作太多了，我没有足够的精力来治愈。

- 如果我治愈的话，我会失去我的经济利益。

- 如果我治愈的话，我可能会失去我的支持系统。

- 反正也没什么用。

- 人们只有看到我身体上的问题才会相信我在遭受痛苦。

- 我一直有这个问题，以后也一直会有。

- 其他人都比我聪明，所以治愈对他们来说更容易。

- 我太受伤了，无法治愈。

- 必须有人承受苦难，也许那就应该是我。

- 我只有在生病的时候才能在精神上成长。

- 变得更好会改变我和我爱的人的关系。

- 如果我健康的话，我的生活会很紧张。

- 如果我治愈的话，我就得社交了。

- 如果我治愈的话，万一我失败或辞职时，我就没有借口了。

- 如果我治愈的话，我就得发挥我全部的潜能。

- 如果我治愈的话，就没有人会照顾我。

- 如果我治愈的话，我就得好好地活下去。

- 如果我治愈的话，我必须和配偶保持亲密关系。

- 如果我治愈的话，我就得陪伴我的孩子们了。

你是否开始发现，就观念而言，没有什么是不受限制的？实际上，这很好，可以在整个治疗过程中提供很大帮助。

## 备选方案：用肌肉测试法识别和确认观念

虽然这种方法不是必要的，但如果想确认某些观念是否会导致焦虑，那就用肌肉测试技法吧。只需从前面的列表中选出一个陈述观念的句子，然后进行测试。记住，身体会告诉你什么是事实的真相。如果这种观念对你不起作用了，就需要释放它，或者替换它，这就是我们接下来要做的事。

对观念的肌肉测试可能是这样的：

**大声说出**：别人都能做到，但我不能。

如果你的身体在使用站立式测试时前倾，或者你的手指在 O 环测试中保持不变，意味着这对你来说是真的。如果你的身体在站立式测试时向后倾斜，或者你的手指在 O 环测试时失去力量而被迫松开，就是身体在表示"这对你来说不是真的"。然后，你可以继续测试下一个观念。请注意，出于"以防万一"的考虑，清除任何一个观念都绝对不会造成伤害。因此，如果不能用肌肉测试确定但又认为你可能就是这样想的，那么，出于安全考虑，最好是将该观念释放出去。

只需要选择一个观念就可以开始清理，然后再继续按照同样的方式去清除其他观念。同样，没必要有组织地、系统地"把它们都清除掉"。跟随你的直觉，在某些观念出现的时候，把它们清除出去（但最好写下来，以防它们出现的速度超过你清理的速度）。

## 用清除技法清除一些观念

清除技法操作起来非常简单，只要轻轻地扫一扫就能将观念从潜意识中清除出去。

如你所知，潜意识的规则可能相当顽固。有东西被困在潜意识中是因为有很多事情让你对某些观念深信不疑。最重要的是，头脑中的潜意识和意识就像是协同工作的两个有机组成部分，以相互依存的关系共同作用。这使我们能够充分利用意识（即头脑中有意识地真正想要治愈焦虑的那部分）来逐渐影响我们的潜意识，从而让我们放弃过去坚持的观念和观点。

清除技法能让我们用非常简单的情况说明帮助潜意识重新规划。我们将用我创建的特殊句式完成这项工作。清除技法不是催眠疗法，但确实能让身体和大脑彻底放松，进而改变潜意识里的规则。因为这个原因，有些人在使用清除技法时会感到真正的放松或者有点昏昏欲睡。在整个过程中，你将拥有绝对控制权。

我用"我现在可以自由地……"这个短句来概括清除技法的每一句情况说明，这是整个治疗过程的关键。自由是人的自然欲望，任何人想要以任何方式抵抗自由都是违反直觉的；哪怕是顽固的潜意识也不会把它推开。

我建议你把这句话录在手机里，这样你在听到它和跟着它一起重复的时候就能完全放松。用这种方法时，你可能会注意到自己的思绪四处飘荡。就让它这样吧，原因有两个：其一，这种迹象可能表示有能量与那些试图澄清的观念相关。其二，这可能意味着你正处于潜意识重新规划的深层次状态。这种状态会绕过你的意识，因此你可以自由地思考或者什么都不想。

打哈欠、叹气、发冷、情绪激动、打嗝、肚子咕噜咕噜响或其他任何类似的信号都是能量运动的标志。你也可能感觉不到任何东西，这也没关系。

大清除技法勾选了对这些观念成功进行重新编程所需的内容：

**承认**：我们需要承认的是，我们有这个观念，但它已经对我们失去作用了。到目前为止，你可能已经注意到，仅仅只是承认你的情绪、观念和能量模式，都是释放它们的重要部分。

**信任**：像人与人相处一样，如果我们用仁慈和同情的态度对待潜意识——就像对待朋友一样，潜意识的反应也会更加积极。要想实现这个目标，我们需要想办法让潜意识与我们站在同一战线。这意味着它必须感到足够安全才能放松并同意释放过去坚持的观念。

**替换**：这意味着我们应该用更健康的新的观念来取代原来的有害的观念。大清除技法的最后一部分允许我们植入积极的观念来继续前进。我们甚至可以选择一些我们宁愿相信但实际上并非如此的东西，把它作为一个更好的选择交给潜意识，这个做法是非常了不起的。


## 清除技法的情况说明

首先，把双手放在心脏位置，与内在或更高的自我连接起来。现在，缓慢而有意识地重复情况说明，在每个短句或每两行之间换气。不要急于完成这一过程，因为与潜意识协同合作时，慢慢来效果最好。

即使（尽管）我坚信＿＿＿＿＿＿＿（陈述你的观念），但我承认它不再发挥作用。

我现在可以自由地感谢它在过去为我服务，在我也许真的需要它的时候。

我现在可以自由地释放所有的阻力，让它走吧。

我现在可以自由地释放我需要这个来保持安全的所有观念。

我现在可以自由地释放我出于任何原因需要它的所有观念。

我现在可以自由地释放所有我不该放手的感觉。

我现在可以自由地释放意识和潜意识中的所有原因。

我现在可以自由地释放与它相关的所有模式、情绪和记忆。

我现在可以自由地释放导致它卡住的所有世代的或过去的生命能量。

我的整个生命现在都在治愈并清除这种能量，包括贮存在我细胞中的任何应激反应。

治愈，治愈，治愈。

清理，清理，清理。

现在是时候输入＿＿＿＿＿＿＿（在这里插入一个观念或说明，可以与刚刚释放的内容完全相反的观念，或者仅仅是一般性的积极观念，例如"我可以冷静下来，自由自在"）。

植入，植入，植入。

这样就完成了。

完成后，做几次深呼吸。我建议你连续重复情况说明若干次（至少2次）。如果用肌肉测试，那就再次大声说出某个观念，看看你的身体是否仍然会产生共鸣或者对此表示认同，以此确认你是否完全清除了这个观念。如果身体给出的答案是肯定的，那就继续用清除技法。如果身体给出的答案是否定的，恭喜你，你完成了清理！

如果因为某种原因，你没有完全清除某个观念，也不用担心。你可以重复使用清除技法，然后再次进行测试。这个过程可能需要重复多次，做的时候要集中注意力，慢慢地用心地进行。

提示：清除技法也可以有效地清除导致焦虑的能量。不同于在措辞中插入某个观念，你可以这样说："尽管我_____（感到焦虑；或者害怕孤独；或者心跳过速，等等），我承认它对我已经不起作用了。"然后，根据具体的清理重点修改措辞，重复几遍。

## 清除观念的其他方法

虽然清除技法是一种可以有效清除观念的操作简便的方法，但你可能已经注意到，有很多方法可以帮助解决各个方面的问题。下面是一些其他方法，我认为用它们来处理观念是非常有效的。你可以像我常做的那样随意组合这些技法，或者选择你最喜欢的技法并坚持下去。

## 用叩击技法确定观念

在我为客户治疗时，以及我自己的治愈过程中，都会经常使用情绪释放技法或脉轮叩击技法来清除观念。操作起来很简单！你也可以这样做，而不需要清除技法，或将它作为处理观念问题的一种补充技法。用叩击技法清除观念时，只需创建情况说明并说出空白部分填写的观念（同时叩击手刀点）。在轻叩其余点位并发泄时，谈谈这个观念（它给你带来了什么样的感受，你可能是在哪里得到它的，等等）。如果不知道该说什么，你也可以一边叩击一边大声说出你的观念。用叩击技法清除观念的操作流程基本上与处理未处理经历时的流程相同，只不过你关注的是某个观念而不是某次经历。

## 查找相关的未处理经历

对于大多数观念而言，将它们从身体中清除出去时唯一需要做的就是承认它的存在。对于其他观念来说，先清除与观念形成时发生的事情（这可能是过去某次未处理的经历）相关的能量是有好处的。记住，我们正是从对过去经历的理解中获得信息，而后根据那些信息形成了生活中的观念（规则）。

了解是否有必要清除相关的未处理经历的最佳方法是进行肌肉测试。如果还没有完全掌握肌肉测试的方法，也不用担心。下面，我给你介绍一个替代方法，用来处理与观念相关的未处理经历。

以下是使用肌肉测试时要问的问题：清除某次让你坚

信＿＿＿＿＿＿＿（说出该观念）的未处理经历是否是有益的？

如果你得到的答案是"是"，那是你的身体在说，如果有更多的能量得以清除的话，将是非常有益的。对此，你可以回到第七章，在那里你学到了如何识别和清除未处理经历。用寻找未处理经历的方法，但提问时不用肌肉测试的那些问题，而是针对你正在处理的观念来提问。你可能会问这样的问题：这种观念是否与0~20岁之间的经历有关，等等。一直提问，直到你确定了相关的年龄和经历。基本上，你是在弄明白你的身体是在哪里得到了这个它以为是事实的观念。

如果还没有掌握肌肉测试的技巧，对它仍感信心不足，没关系，你还是可以找到相关的未处理经历。要做到这一点，就要想想过去什么经历可能与现在想要清理的观念有关。你可以这样问自己：我过去是否有这样的经历，它可能向我传递了与这种观念相关的信息？通常会有一些东西弹出来。然后，你就可以将它们清除掉，就像清除任何未处理经历一样。

## 用胸腺测试与叩击技法

因为观念来自经历，而被阻塞的情绪也常常与经历联系在一起，所以这里有个小诀窍：用胸腺测试与叩击技法清除与你正在努力处理的观念相关的情绪。用第六章介绍的肌肉测试法和未处理情绪列表，向身体提问：我能找到并释放与＿＿＿＿＿＿＿"观念"（陈述该观念）相关的被阻塞情绪吗？另外，也可以使用第6章提到的另一种情绪识别方法，那就是用手指逐一拂过清单上的各种情绪。

清理未处理的但与某个观念密切相关的经历不是绝对必要的步骤，但可以帮助我们更彻底地清除观念背后的能量，从而获得更好的治疗效果。

## 情绪、经历和观念是如何联系在一起的

现在你已经很好地理解了被阻塞的情绪和未处理的经历如何影响你（参见第六章和第七章），也明白了观念如何导致焦虑和阻碍焦虑治愈。下面，我们来看看它们彼此有着怎样密切的联系，以及在治疗过程中，针对所有这些因素的工作为什么可以带来如此巨大的改变。我想再次提醒你，没有一种绝对完美的或系统的方法可以做到这一点。在这个过程中，你可以做任何你想做的事，大部分这些事情都是相互关联的，而且比你认为的关联程度更高。虽然可以从第九章的焦虑治疗方案获得一些治疗灵感，但那并不一定是简单化的、循序渐进的方式。

刚刚开始能量治疗的桑迪焦虑不安地来找我，向我描述说她"内心总是感到不安"。在她成长的过程中，父亲是个酒鬼。但早上上班是不允许喝酒的，所以沮丧情绪使他对家人大发雷霆，因此她早上总是非常紧张。

在成长过程中，桑迪从未在家感到放松过。她总是设法让自己的行为举止更得体些，不要引起任何注意。即便现在50岁了，她对自己也从未放松过。这意味着她的神经系统一直处于疲惫状态，一直生

活在战斗 — 逃跑 — 僵住模式中。她总是感到紧张，尤其在早晨。我的很多客户有着不同的经历，但都和焦虑相关；即使不是成长过程中酗酒的父母，也可能是其他不稳定因素，比如父母一方生病或者失业 —— 这都会引起类似的焦虑反应。

在开始治疗前，我给桑迪解释了战斗 — 逃跑 — 僵住反应，让她明白重新训练身体（这是你在第四章学到的）如何能让她的神经系统获得好处。随后，她开始每天进行相应练习。

桑迪的身体里仍然贮存着被阻塞的情绪，她始终都能感觉到这些情绪，这些情绪则不断地触发她的战斗 — 逃跑 — 僵住反应。早晨是她最焦虑的时刻，因为她的身体仍然保持着与一天中那个时间相关的情绪能量。身体是如此了解你！

桑迪和我开始进行治疗，使用的技法是你在前几章学到的。我们用胸腺测试与叩击技法释放了一些情绪 —— 与她父亲有关的，与早晨有关的，以及与她感到不安全的情绪有关的。我们还用情绪释放技法处理了一些过去的经历，这些经历在她的脑海中印象异常深刻，尤其是在可怕的早晨。此外，她脑海中还有一些有害的观念或规则，那是她生活中遵循的准则，也是我们需要解决的问题。

我们发现并清除的第一个有害观念是"我在早上是不安全的"。她小时候的确如此，但如今成年后，她仍然对此深信不疑。第二个观念是"如果我是完美的，一切都会好起来"。同样，她小时候的情况就是这样的，因为如果她那时不发出声音或者一动不动，她爸爸就不会注意到她而迁怒于她。然而，要做到完美是不可能的，因此，成年后任何被她视为一团糟的情况都会将她推入焦虑的漩涡，使她坚信会发生一些不好的事情。

不仅如此，桑迪对"焦虑让我安全"的观念有着共鸣。因为她一直对父亲在场感到焦虑不安，所以她极其注意自己的行为，以免受到父亲的批评。"焦虑使我安全"可能是我所接触过的案例中最常见的一种观念。客户们了解到这一点时总会感到吃惊，因为焦虑往往让人感到不安全，至少在意识层面是这样的。

我刚才所描述的这些观念不但造成了桑迪的焦虑，而且阻碍了她的康复。几周后，她给我发了一封电子邮件说，自己过去一直执着于这些观念、无法摆脱焦虑，这让她非常震惊；还说自从释放了那些观念之后，她感觉到了前所未有的轻松。我怀疑我们清除的观念只是压垮骆驼背的最后那根稻草。她清除的所有那些被阻塞的情绪和未处理的经历也非常关键。同样，我们在治疗中不一定要有重大发现，但是正如结果所展示的，把它们一个接一个地释放出去，这对治疗效果的影响是举足轻重的。

一开始，最重要的似乎是想弄清楚自己赖以生存的观念是什么，但你几乎整天都在脑子里背诵自己的观念："我永远不会成功。""这种焦虑会毁了我的生活。""我必须完美，否则妈妈不会爱我。"即使桑迪和我处理的是另外一组观念，我们也会成功。只要在释放旧日的情绪能量，你就是在收获进步！

为了让大脑思考与特定的未处理经历相关的观念，问问你自己："我从这段经历中得到了什么信息，或者基于这个信息，我现在的观念可能是什么？"别忘了，也可以用我在本章前面提供的观念列表。

## 本章小结

观念不是事实，而是我们根据自身经历和对经历的理解来看待事物的方式。关于我们生活的许多信息都贮存在潜意识中，支配着我们的行为并影响着我们的现实生活。

观念能制造焦虑，还会阻止我们从中康复。对治疗来说最难的是，你可能没有意识到这一切正在发生。但是当然，现在你意识到了，你可以改变它了。

清除技法是转化这些观念的一种非常有效的方法。除了清除观念本身之外，释放任何被阻塞的情绪，同时清除任何你认为可能与之相关的未处理经历，也是很有帮助的。通过使用这种方法，不仅可以清除一些观念，而且可以处理最初形成这种观念的其他能量，为最深层次的清理工作创造了很大可能性。

Part
4

第四部分
综合治疗

Chapter
09

# 第九章
## 焦虑治愈方案实用指南

到目前为止，你对治愈焦虑的能量疗法已经了解很多了。在本章，我们将把学到的所有技法组合在一起，让人一目了然。

记住，治愈焦虑应该聚焦以下5件事：

- 平静下来，重新训练身体的能量模式。
- 处理情绪感受。
- 释放被堵塞的情绪。
- 清理未处理经历。
- 改变有害观念。

只要一点一点、循序渐进地解决那些问题，就能治愈焦虑。我们的工作就是用这些技法继续努力，直到抵达终点线，成为放松的和快乐的自己。

在本章，我们将回顾前面章节中已经了解到的所有技法和操作流程，我还会提供很多关于如何使用它们的具体建议。

正如我不断提醒你的，没有必要以任何特定顺序去处理能量，只要尽力凭感觉处理好需要探索的问题就好了。可以先进行肌肉测试，看看从哪里开始最好，然后一件接一件地处理，或者随便从某个地方开始，怎样都可以！

## 焦虑治疗方案样本

这里有一些通用的治疗方案，可以帮助我们轻松地了解如何综合运用所学的各项技法。这些方案是我融合了前面各部分内容设计的，你可以根据自己的需求随意扩展和修改。

### 方案样本 A

⊙ 进行肌肉测试，看看你的身体是否坚信你需要焦虑。如果你的身体告诉你"是的"，问问你自己为什么会这样。用清除技法清除"我需要焦虑，因为＿＿＿＿＿＿"这个观念，可以多做几遍。如果在"我需要焦虑"这个方面有多个观念，就把每一个都清除掉。如果愿意，也可以不用清除技法，而用情绪释放技法或脉轮叩击技法。

⊙ 用情绪释放技法或脉轮叩击技法处理你对焦虑的感受。

⊙ 想想是否有哪次过往经历让你有与现在相同的感受。例如，如果你正因为焦虑而感到悲伤，那么，在你的生活中，还有什么时候让你感到悲伤？用情绪释放技法清除该经历，因为这两次经历之间可能有某方面的联系。

⊙ 想想在焦虑开始之前发生了什么事情（通常应想到 2 年前），

用情绪释放技法或脉轮叩击技法寻找相关经历。

　　◉ 用胸腺测试与叩击技法释放导致焦虑的情绪。多次重复这个练习。

　　◉ 清理一些观念，如"我在这个世界上是不安全的"和"我不配拥有健康和幸福"。看看第八章提供的清单，继续处理那些观念。可以用清除技法、情绪释放技法或脉轮叩击技法来做这些清除工作。

## 方案样本 B

　　◉ 用清除技法清理"我必须抑制自己的情绪"这个观念。如果愿意，可以不用清除技法，而用情绪释放技法或脉轮叩击技法。

　　◉ 用胸腺测试与叩击技法释放触发战斗 — 逃跑 — 僵住反应的情绪。重复练习几遍。

　　◉ 想想是否有某次经历让你觉得自己一直纠结在过去，尤其是焦虑发作之前？如果有，用情绪释放技法或脉轮叩击技法释放该经历。

　　◉ 用潜意识叩击技法清除导致焦虑的能量。重复练习几遍，甚至每天练习。

　　◉ 想想焦虑是如何作用于你。你害怕让它消失吗？例如，它是否有助于你拒绝那些你觉得不得不接受的事情？如果有，用情绪释放技法进行叩击，了解它如何作用于你，这样就可以释放相关能量了。

# 治疗技法和使用方法导航

下面是焦虑治疗技法快速导航，包括何时使用和如何使用，以及书中什么地方可以找到它们的详细说明。

## 使战斗—逃跑—僵住反应平静下来的技法

### 第四章：平静下来，重新训练身体的能量模式

如果想要身体摆脱战斗 — 逃跑 — 僵住模式（又称为异常模式）并进入治疗模式，第四章介绍的技法就非常重要。每天运用这些技法进行练习并且保持一致是治愈焦虑的关键。

以下是适用本章技法的场景：

⮑ 如果感到精力过于分散而无法集中精力工作时，可以使用它们。

⮑ 如果感到惊慌失措或情绪波动剧烈，请立即使用。

⮑ 运用这些技法重置身体能量，就像深呼吸或冥想那样。

⮑ 在使用其他技法之前进行练习，帮助清理工作进展更加顺利。

⮑ 在接触诱发焦虑情绪的人或事之前进行这些练习，以加强和保护身体能量。

## 胸腺测试与叩击技法

### 第六章：释放被堵塞的情绪

用胸腺测试与叩击技法释放以下情绪。记住，人的身体里可能有很多很多情绪。每个人身体里都可能有成千上万种情绪，但你不需要为了看到治疗效果而把它们全都清除掉或者几乎全部清除掉。胸腺测试与叩击技法几乎可以产生立竿见影的效果，但我们应该将使用该技法视为一场马拉松长跑而不是一次短跑冲刺。只需翻到第六章看看列表中那些未处理情绪（第114~115页），然后用肌肉测试法向身体提问："我能找到并释放这样一种情绪吗？它会＿＿＿＿＿"

⊜ 导致焦虑。

⊜ 让我治愈焦虑、恢复健康。

⊜ 与我生活中的特定年龄相关（如果得到回答"是"，你将需要肌肉测试来确定或选择当时的具体年龄）。

⊜ 与我过去某次具体经历有关（如果得到回答"是"，你需要进行肌肉测试来确定当时年龄，并找出当时发生了什么）。

⊜ 因为我生活中特定的人而触发（如果得到回答"是"，你将需要肌肉测试来识别或者选择这个人，以便清除相关的能量）。请注意，不能因此而责备任何人。有的人可能会触发过去事情的能量，甚至远在你们相遇很久之前的事情。

⊜ 与某个特定场所有关（如果得到回答"是"，你将需要肌肉测试来确定或选择这个地方来进行处理。例如，它可能是你童年时候的家、某个工作的地方、某座特定的城市，等等）。

注意：无论出于任何原因无法进行肌肉测试，请使用书中相关部分所描述的另一种方法，用手指拂过列表上各个情绪，帮助确定你需要释放的特定情绪。（见第116页的选项2。）

## 情绪释放技法和脉轮叩击技法

### 第五章：处理情绪感受

情绪释放技法和脉轮叩击技法都是很好的技法，可以用来帮助处理并释放身体能量。你可以通过叩击来_____：

⤵ 处理你在任何特定时刻的感受（轻叩是一种很好的方式，可以释放压力、紧张和焦虑）。

⤵ 了解你对焦虑的感受（例如，沮丧、厌恶、悲伤等）。

⤵ 释放过去未处理的经历。

⤵ 清除观念（可以用来替代情绪清除技法或作为清除技法的补充）。

## 清除技法

### 第八章：改变有害观念

这是一种温和而有力的方法，可以帮助利用意识和潜意识之间的依存关系释放原有观念的能量。有了这项技法，你可以慢慢地引导出不再作用于你的能量，并输入一些积极的观念。你可以在情况说明前半部分的空白处填入你想释放的任何东西，比如：

- ➲ 某个观念。

- ➲ 特定的恐惧。

- ➲ 与特定的人、地方或事物相关的能量（例如，与工作、童年时候的家、电梯等相关的能量）。

- ➲ 任何与焦虑有关的一般性陈述（如焦虑的原因）。

- ➲ 某个特定的问题（如焦虑）。

- ➲ 与焦虑有关的某种身体症状（如心跳加速）。

## 用肌肉测试选择一种技法

如果你对书中所有技法的运用都能得心应手，就可以用肌肉测试来确定哪些技法最有利于解决你正在处理的问题，这样做是非常有趣的。正如你在本章中所看到的，每种技法都可以有许多种不同的使用方法。你当然可以仅仅选择你想要使用的技法，但也可以用肌肉测试进行测试来挖掘身体的智慧。

简单地问你自己这个问题，用＿＿＿＿＿＿（插入任何一种技法的名称）清理＿＿＿＿＿＿（插入你正在清理的问题的简短描述，如"我不够好"这样的观念）是否最有益？你可以根据身体表示认同的方式制订一个如何解决该问题的计划。或者，也可以把正在考虑使用的所有技法写在一张纸上，然后用手指拂过页面看看你会受什么技法的吸引。

重要的是要知道，为了彻底清除某个特定问题相关的能量、情绪或经历，综合运用多种技法是很常见的。例如，想要清除"我不够好"这个观念时，你的身体可能希望首先使用清除技法（甚至可以通过肌肉测试看看需要做多少遍），然后使用情绪释放技法做几分钟练习。只要放开心胸，大胆创新！要知道，你越好奇，治疗就越容易。

## 清除焦虑根源的方法

为了解决导致焦虑的根本原因，我们已经谈论了应对我们需要处理的不同能量的很多方法：释放被堵塞的情绪，清除未处理经历，改变有害观念。对于如何应用这些技法去处理各种类型的能量，下面提供一些具体的建议。

## 被堵塞的情绪

### 第六章：释放被堵塞的情绪

用胸腺测试与叩击技法释放被堵塞的情绪是我在开始清理工作时最喜欢的方法之一！下面是在清除被堵塞的情绪时要注意的一些问题。你可以解决与你情况相符的任何问题，或者通过肌肉测试提问：我是否可以释放与＿＿＿＿＿＿有关的情绪？

　　◉ 身体中某个特定部位的能量（如果有，说出你感觉到焦虑症状的部位将有所帮助）。

➲ 特定的人（妈妈、爸爸等）。

➲ 生活中某段时间（高中时期、我的第一份工作期间等）。

➲ 特定的工作（当我在_____工作时）。

➲ 某个主题（如亲密关系或找工作时的困难）。

➲ 内心恐惧（如对飞行的恐惧）。

➲ 很难打破的模式（自我破坏，严苛要求等）。

➲ 某个特定的地方（如我童年时候的家）。

➲ 某个症状（消化问题、偏头痛等）。

➲ 某个特定的年龄（10 岁、37 岁等）。

## 未处理经历

### 第七章：清除未处理经历

你很可能有大量未处理的过往经历！清除它们会带来很大的变化，哪怕你不记得某次经历的所有细节，或不能确定那是否是个大问题。

➲ 通过缓慢回忆或肌肉测试确定你要清除的观念。你可能有很多这样的观念，但是，列出一份清单，把你要慢慢清除的观念都写在上面，这将是很好的！

➲ 用情绪释放技法或脉轮叩击技法清除未处理经历。

➲ 用胸腺测试与叩击技法释放与特定经历相关的被堵塞情绪。用肌肉测试提问：我能从消除与_____（陈述该经历）相关的被堵塞情绪吗？或者用另一种方法——用手指拂过未处理情绪列表（见第114~115页）——确定要清除哪些情绪。

有害观念

### 第八章：改变有害观念

几乎所有经历过一段时间焦虑的人都有某种理由（通常是下意识地）坚持焦虑存在的必要性或合理性。我们经常发现，这些原因就根源于我们内心隐藏的观念。以下是识别和改变有害观念的一些非常有效的方法：

◉ 列出对自己和所处世界的压抑性感受，这是可能导致焦虑的信息。比如：每个人都跟我过不去，生活是不公平的，钱永远都不够，等等。

◉ 列出潜意识认为你需要焦虑的原因。问一个强有力的问题：如果我的大脑对于为什么不能治愈有着某种疯狂的观念，那会是什么？

◉ 如果可以，用肌肉测试确认哪些观念在核心层面上对你而言是真实的（如果无法确认，请将其清除以确保安全）。

◉ 用清除技法清除你已经识别的观念。在情况说明的第一个空白处填入你想清除的观念。

◉ 用情绪释放技法或脉轮叩击技法清除过去未处理的特定经历，也就是让你以为自己需要焦虑的经历。

◉ 试着想想过去有什么经历让你觉得焦虑在某种程度上是有益的

（例如，它给了你一个照顾自己的借口）。用情绪释放技法或脉轮叩击技法清除这些经历。

　⮕　用胸腺测试与叩击技法清除让你保持焦虑状态的那些情绪。

现在，你有了焦虑治疗的一些很好的指导意见，可以一遍又一遍地回头查看。这些方法与成千上万的其他人用于治疗的方法完全相同。现在轮到你了。记住，当脑海中出现任何想法的时候，就把这些方法结合起来，将那些想法变成你自己的东西。

## 瑞安的故事：一个深度治愈的例子

最好的学习方法是阅读真实案例，看看如何通过整合所学技法来解决焦虑问题。我将通过瑞安的故事展示我是如何处理他的特殊情况的。我的目的是，通过分享瑞安的治疗细节以及我们是如何做到的，给你提供支持、想法和可能，以便你可以像侦探那样思考，并且有信心清理自己的情绪包袱。在纸上写下自己的故事可能有助于你更容易地识别需要解决的各种问题。

请注意，我对瑞安的故事的剖析和对每一部分的处理方式可能与你的做法完全不同，但我们的做法都是"对的"。因为有太多不同方法可以用来解决焦虑问题，而且任何组合都会带来很大的改善。

瑞安来找我帮忙，因为他一辈子都在遭受焦虑的困扰。事实上，正如我经常看到的，这也影响了他的身体。他被诊断为肠易激综合征，并伴有下背部痉挛。当他第一次开始经历焦虑的时候，一切都因为焦虑变得紧张而且不可控制。当我见到他时，他几乎一直处于情绪上和身体上的痛苦之中。在我们开始一起治疗之前，他已经看了 5 年多的医生、心理医生和催眠师。我鼓励他继续进行已经在做的治疗，但加上了我的方法处理情绪包袱。

行动项目：就像你在第四章学到的那样，我立即安排瑞安启动一个训练计划，让他的身体平静下来并重新训练。他的目标是每天练习三次，每次几分钟。

教了瑞安站立式测试法之后，我们首先通过肌肉测试询问瑞安的身体，它是否认为他需要焦虑。这是我与客户探讨的首要问题之一，因为它可以让我们很容易解释为什么会有东西被堵塞。我本质上是在测试身体是否认为焦虑是有益的或在某些方面有用，这是很常见的想法。如果对焦虑的需求与他的身体产生共鸣，可能需要花一段时间来弄清楚他为什么会相信这一点（但这很值得我们花时间去做）。我们得到的答复是"是的"。在潜意识的深处，瑞安确实相信自己需要焦虑。我们一起列出了他的身体可能不想摆脱焦虑的一系列想法或理由。

安全问题是身体保持焦虑的主要原因之一。所以我们用第一人称问他的身体："我需要焦虑来帮助我保持安全吗？"瑞安的身体发出"是"的信号。瑞安有点惊讶，但他是一个了不起的运动员！我们继续探索。

虽然不是必需步骤，但我们还是通过肌肉测试询问瑞安的身体："焦虑能让我在情绪上保持安全吗？"也可以询问经济方面或身体方面的因素。同样的，我们得到的答案是"是的"。我们原本可以就此打住，清除掉 "焦虑让我安全"这个观念就好了，但是，如果可能的话，找出为什么会这样的原因总能帮助更彻底地解决这个问题。我们就此问题聊了一会儿。起初的时候，瑞安认为这个答案是"疯狂的"，因为焦虑确实让他感到不安全。但随着我们讨论深入，他逐渐意识到这也有是可能的。他说："焦虑让我不必接触外面的世界。我想我可以躺下来，而且有个好借口。"啊哈！这完全有道理。瑞安说他一直都在经济和社会上给自己施加太多压力，尤其是在大学毕业以后。

行动项目：瑞安相信"焦虑让我安全是因为它阻止了我，让我不必到外面的世界去"。我们用了清除技法，并且重复了 4 次，然后又用肌肉测试，确定我们彻底清除了与这个观念相关的能量。

我们原本可以很容易地清除这个观念本身，看看是否有帮助。但我通常试图深入挖掘我所发现的每一条线索，想知道这种能量是从哪里来的。

于是，我们开始对年龄进行测试，想要找出这种对焦虑的需求是什么时候产生的，这样我们就可以看到那时候还有其他哪些能量可以清除。我通常将年龄范围以 20 年划分为 1 个阶段（0~20 岁、20~40 岁等），并对每个年龄段进行测试。瑞安的身体记录下了引发焦虑的能量失衡是什么时候开始的。

"认为焦虑能让我保持安全的这种观念与我 0~20 岁之间的经历有关吗？"他的身体告诉我们"不是"。"与 20~40 岁有关吗？"我们得到回答"是的"。然后，我们将年龄段划分为 10 年、5 年，最后逐年询问来确定具体的时间。通过肌肉测试，他的身体告诉我们，问题与他 22 岁时有关。现在我们有了与焦虑相关的另一条线索，这是我们可以清除的另一种能量。万岁！

**行动项目：**我们用胸腺测试与叩击技法释放了大约30种与他22岁有关的被堵塞情绪。

我和瑞安聊了聊那年发生的事，想出了一些有可能的事情。我们并没有集中精力去寻找过去发生的创伤性事件（因为我们已经讨论过有多少事情可能是罪魁祸首，哪怕是看起来没什么大不了的事情），相反，我们只是讨论了那个时期的一些总体情况。那时候，瑞安刚刚大学毕业，正在找工作。他找到了自己梦寐以求的公司，然后，在经过了3轮面试之后，他接到了一个令人心碎的电话，说他们不会给他提供这份工作。在回忆起那件事时，他立即确定这就是他需要用焦虑来感到安全的事情。满心焦虑地被困在房子里，而不是冒着被拒绝的风险待在外面，这让他感觉更好。但我提醒他，情绪是没有逻辑的，所以我们应该对一些没什么意义的事情敞开心扉。我们通过肌肉测试来检验了这个问题："是工作让我心碎这件事情让我觉得焦虑能保证我的安全吗？"我们得到了的答案是"不是"。这是一个很好的例子，说明了即使有些事情很有意义，但它可能并不总是正确的。

接下来，我们问了他的身体其他一些问题。记住，没有具体的公式规定我们要问什么。我们只是有意识地问一些问题，我们知道他的身体会给出答案。带着好奇心提问，利用脑海中突然出现的任何东西，就好像你试图帮助一个朋友弄清楚他们的问题是从哪里来的。

"这种对焦虑的需求是否与工作有关？"我们得到的答案是"不是"。

我们紧追不舍，问："这种对焦虑的需求是否与家庭有关？"我们得到了"是"的答案。"这种对焦虑的需求是否与某个特定的人有关？"我们再次得到了"是"的答案。

我们列举了家里的人，最后，问到是否与瑞安的爷爷本有关时，我们得到了答案"是的"。（你可以问的其他问题是，某件事情是否与某个地方、健康、职业或过去有关。）

根据我们发现的新线索，我问瑞安如何看待爷爷与让他感到安全的焦虑之间的关联。我们只是想找出隐藏在"焦虑让我安全"这一观念背后的能量或问题。这是一个简单的猜测和检测游戏。瑞安只记得他爷爷的一些正能量的事情。他说爷爷是一位权威的律师，想让瑞安追随他的脚步。虽然瑞安计划攻读法学学位，但在 22 岁左右，他决定做些别的事情。那是他焦虑之旅开始的时候。但他记得爷爷非常支持他的决定，从不给他压力。可是，你猜怎么着？通过肌肉测试，他的身体证实了爷爷希望他成为一名律师的愿望在某种程度上与焦虑的根源有关，可他甚至认为这件事没什么大不了的！还记得一开始瑞安确信他的焦虑与拒绝他的公司有关吗？而我们用来得出正确结论的问题是："这种焦虑是否与爷爷希望我成为一名律师有关？"就是这么简单！

行动项目：我们用胸腺测试与叩击技法来消除与爷爷有关的情绪。别人对我不满意，擅自改变我的主意，这些都是瑞安的故事突然出现在我们的脑海中的随机事件。对此，我们没有具体的计算公式。如果你在处理自己故事的时候遇到了任何问题，你可以用同样的方法把它们清除掉。

我们接下来做的就是谈论我们发现的东西。这是一个头脑风暴的过程。有时你会得出一个有意义的结论，有时你不得不接受它可能毫无意义。

我们最终发现，瑞安和他爷爷建立联系的主要方式是和他一起工作。在他的成长过程中，瑞安一直认为他爷爷很酷。他们曾多次讨论，如果瑞安有一个和爷爷一样的办公室，走上法庭，会是什么样子，等等。在瑞安的潜意识中，他曾觉得如果不跟随爷爷的脚步，他就会失去那种关系。更重要的是，焦虑让他感到安全是因为他觉得爷爷会因为他有焦虑而更同情他。他甚至不知道，如果没有焦虑的话，他们的关系会是怎样的。

**行动项目**：瑞安担心，如果他不学法律专业就会失去与爷爷的关系。我们用情绪释放技法和脉轮叩击技法（用2种方法，每个方法约20分钟）消除他对这个观念的感觉、恐惧和不安全感。我们轻轻地叩击了与爷爷直接相关的情绪包袱，也轻轻地叩击了另一个时间发生的事情，他那时候担心会失去与一个朋友的关系，这个朋友曾强迫瑞安加入一支他不感兴趣的篮球队。此外，瑞安还认为焦虑比让别人感到失望更好或更安全。我们连续用了6次清除技法才清除掉这个观念。

让我概述一下我们发现了哪些东西与瑞安的焦虑有关。对于初学者来说，这可能看起来像是许多相互冲突的想法和信息，事实上，的确是这样！但只要循序渐进就好了。记住，过去可能有很多不同的事情与你所经历的焦虑有关，但你要一步一步地去做，就像我和瑞安做的那样。我们只是在各种能量到达我们身边时不断地释放它们，不管这些能量是否被捆绑在重重包裹里面。对我们来说，这就像你读到这篇文章时的感受一样，这些能量毫无条理，到处都是，但我们仍然专注于从中挑选重要的部分。

现在，让我们快速回顾一下瑞安的治疗过程，并以此作为起点。这足以帮助他在短短几周内看到焦虑症有了很大的改善。

⮕ 瑞安相信"焦虑能让我安全，因为它能阻止我离开住所去到外面的世界"。我们使用了清除技法，并重复了 4 次，然后还进行了肌肉测试，才最终确定，与这种观念相关的能量已经完全消失了。

⮕ 我们用胸腺测试与叩击技法释放了大约 30 种与瑞安 22 岁有关的被堵塞的情绪。

⮕ 我们还用胸腺测试与叩击技法消除了与爷爷有关的情绪：别人对我不满意，擅自改变我的主意。

⮕ 瑞安担心如果他不学法律，与爷爷的关系就会破裂。我们用情绪释放技法和脉轮叩击技法清除了他对这个观念的感受、恐惧和不安全感。

⮕ 我们轻轻地叩击了与本爷爷直接相关的担忧，也轻轻地叩击了另一个时间发生的事情，他那时候担心会失去一个，曾强迫瑞安加入一支他不感兴趣的篮球队的朋友。

⮕ 瑞安坚信焦虑比让别人感到失望更好或更安全。我们连续用了 6 次清除技法才清除掉这个观念。通常情况下，运用清除技法时只需要做几轮就能清除一个观念，但瑞安的这个观念实在是太顽固了。

再说一次，我们可以用很多不同的方法来处理瑞安的情况，所有的方法都会有非常好的效果！这项工作的好处是，没有任何规则的约束，即使这一开始会让你感到不舒服。也许治愈甚至就像一种艺术形式，不管你用什么样的方式去创造你的健康蓝图，结果都是美好的。

在我们开始做了几次清理工作后的2周左右，瑞安看到他的焦虑情况有了很大的改善，在他自己清理了更多层面的能量之后，他的焦虑症继续得到改善。

正如你所知道的，我们需要消除的诱发焦虑的能量有很不同的类型。这意味着治疗是在不同的时间、从不同的角度、以不同的方式进行的。事实上，一旦你放松下来并掌握了这些技法的窍门，要想解决这个谜题其实是很有趣的。

**Chapter**
**10**

**第十章**
**进阶清理实践**

虽然你现在对于如何消除焦虑有了深刻的理解作为坚实基础，你可能还要进行一些更高级的实践练习。到目前为止，你所学到的知识和技巧已经是完全足够的。然而，我们对这些技法所补充的一些使用方法可能会给治疗带来更多好处。我们将在本章重点的讨论内容包括对能量的敏感性，对食物和其他东西的反应所引发的焦虑，以及治疗遗传性的和过去生活中的能量。

我将与你分享如何运用我们在前几章中已经学到的技巧来解决这些问题。

## 能量敏感性

正如我们在第二章中提到的，对能量敏感的人经常会吸收周围人的能量并受其影响。这不是人格缺陷，也不是任何人的过错。有些人天生就很敏感，因而在本性上富于同理心，甚至可能达到了损害自己利益的程度。然而，这种模式大多发生在潜意识层面。我们自然会比我们的家人和朋友圈中的其他人更强烈地感受到情绪，并更深刻地受到情绪的影响。如果你很容易被周围人所左右而因此感到焦虑，你可能对能量非常敏感。

我们之前所做的一切对于加强你自己的能量场和在生活中感觉更自在都非常重要。释放的情绪和观念越多，受周围人影响的程度就越少。原因有两方面。其一，你将清除掉足够多的情绪包袱，从而不会"匹配"到其他人的情绪。其二，你的整个能量系统将会更强大，这将有助于降低受周围人影响的可能性。下面是一些有针对性的建议，可以用你在前文学到的技法来加以处理，你也可以对这些想法进行随意扩展。

### 用胸腺测试与叩击技法释放堵塞的情绪

- 释放导致能量敏感的困扰情绪。
- 释放我从其他人身上吸收的阻塞的情绪。

### 用情绪释放技法或脉轮叩击技法清除未处理经历

- 清除过去那些你觉得应该为他人幸福负责的经历。
- 清除过去那些你知道自己承担了他人情感或问题的经历。

### 用清除技法改变有害观念

- 清除"我太脆弱"这个观念，输入"我很坚强"这个观念。
- 清除"其他人都比我自己有更多的权力"这个观念，输入"我有权力去做"这个观念。

    &#10146; 清除"背负他人情绪是我的职责"这个观念，输入"我只负责自己的情绪"这个观念。

### 处理不健康的模式问题

    &#10146; 用清除技法来清除"携带他人的东西"这一旧模式，输入"我有健康的能量边界"模式。

### 有用的叩击情况说明

    &#10146; 被他人触发（见附录）。

    &#10146; 我太敏感了（见附录）。

# 对食物、物质和其他触发器的负能量反应

许多人惊讶地发现，他们对每天接触到的事物的负面反应会触发焦虑。就像你对食物、气味、灰尘或其他物质有过敏反应一样，你的身体实际上也会有负能量反应。负能量反应仅仅意味着身体的能量系统已经决定了一个特定的能量对你是危险的（而事实并非如此的时候）。因为一切事物都只是能量，所以这些反应可以发生在你周围的任何事物上，包括人、地方和事物。从能量的角度来说，消极的反应来自身体对你接触到的任何东西的过度反应或防御反应。对于我的客户来说，他们的负能量反应对象甚至可能是自己的妈妈，某种特殊的

颜色或气味，阳光，等等。

这种反应之所以发生是因为在你过去的某个时刻，当你感觉到强烈的情绪或高度的压力时，你刚好接触到了某个人、某个地方或某样事物——无论是否与之直接相关。我来解释一下这种机制是怎么回事。

以一个气氛紧张的商务会议为例，因为这是我见过无数次的一种情况（尽管这可能是一次家庭聚会或任何其他类型的活动）。每个人都坐在会议室里喝着咖啡，突然有人开始大喊大叫地表达他们的政治观点。这时候，你正在喝一杯加了生牛乳的拿铁，你只能尽量控制自己的愤怒，因为这段对话让你想起了过去家庭聚会上的关于政治的争论。随着情况的发展和情绪的激增，你的身体开始警惕起来，并且感到压力。

当你对过去的记忆以及你和同事之间发生冲突的威胁都被激活或触发的时候，你的身体决定把责任推给你正在喝着的咖啡，因为那是你当时直接接触到的东西。然后，你的能量系统会创建一个规则来与咖啡发生"反应"，这样就可以保护你，使你免受这种压力的影响。或者，也许它并没有把问题与咖啡联系在一起，而是"责备"坐在你旁边的同事身上散发出的香水味，所以你会对香水产生反应。如果你的系统认为像这样的东西对你是一种危险的话，它会产生一种消极的反应，努力让你在未来远离它。这只是一种错误导向的保护机制。

**注意：** 过敏反应被认为是一种疾病，可能非常严重。不要以任何会使你处于危险的方式使用这种方法。

# 如何清除体内的能量反应

随着你对被堵塞的情绪、未处理经历和有害观念的处理，很多负能量反应都会自行消除。然而，你也可以有针对性地直接清除它们。

## 第1步：确定反应对象

首先，如果你还不知道是什么导致了身体反应，得弄清楚反应的原因。虽然还没有确定的方法可以解决这个问题，但是大胆猜测和肌肉测试通常都是有效的。

通过肌肉测试，问：是不是_____（插入人、地方或事物的名称）在我的身体里引起了负面反应？

一旦将反应的原因缩小到了某个人、某个地方或某件事的范围，就可以尝试下面这些更具体的想法：

- 荧光灯。
- 你的母亲、兄弟、姐妹等。
- 某些气味。
- 某些特定的食物。
- 树、草、花等。

## 第 2 步：清除反应

一旦知道身体在对什么做出反应，你就会想要清除与原因相关的任何被堵塞的情绪、未处理的经验或有害观念。下面是对身体操作的一些建议。随时进行肌肉测试，看看哪种技法（或者可能所有的技法）对你有益。

**用胸腺测试与叩击技法释放被堵塞的情绪：**

➲ 释放引发对_____产生负面反应的被堵塞的情绪。

➲ 释放导致我的身体过度反应和过度防御的被堵塞的情绪。这是一个通用的方法，如果你有很多消极反应要处理的话，这尤其有用。

**用情绪释放技法和脉轮叩击技法清除未处理经历：**

➲ 清除可能与反应有关的任何未处理经历。在我分享的例子中，这段经历可能是过去某次与家庭成员关于政治观点的一场争论。

**用清除法改变有害观念：**

➲ 改变有害观念，比如，咖啡对我来说是危险的。然后输入一个新的观念，比如，咖啡对我来说是安全的。

➲ 清除有害观念，比如，我的身体必须保护我不受_____的伤害。然后输入一个新的观念，比如，我的身体可以轻松地处理_____。

**其他：**

◉ 先用清除法，然后输入在＿＿＿＿＿＿范围内我很安全。

**有用的叩击情况说明：**

◉ 使用清除能量负面反应的叩击情况说明（见附录）。

## 第 3 步：检测治疗效果

　　清理完毕后，最好回头检测一下，并采用肌肉测试法，看看该负面反应是否消失了。虽然我与许多客户已经成功地消除了一些重要的负能量反应，但同样地，不要使用这个方法程来处理任何引起强烈反应的问题。

　　**小贴士：**我不希望你每次感到压力时都会害怕，那样的话，你对周围的一切都会产生负面反应。我们所做工作的全部意义就是，在允许往日情绪离开我们身体的同时，开启新的情绪模式。到目前为止，我们所做的一切都有助于使身体进入一种平静和放松的状态，这样一来，我们的系统就能更好地处理内部压力和与我们周围世界的关系。在使用清除技法清除某些内容后，在最初几次接触该内容时使用以下技巧可能非常有帮助。例如，如果你打算在清除对牛奶的能量反应后吃乳制品，那么在吃之前和之后，只需轻叩情绪释放技法各叩击点一分钟。叩击过程中，无须说话。这样有助于你的身体在摄入和代谢乳制品时处于最平衡的状态。只需要在清理情绪后、再次摄入乳制品的前两到三次执行此操作。

## 遗传能量

遗传能量（有时被称为代际能量）可以是已经处理过的任何类型的情绪包袱：被堵塞的情绪、未处理经历或有害观念。这些遗传能量的唯一不同之处在于，它们是被遗传给你的，而不是在你自己的生活中积累起来的。就像 DNA 是从家族遗传下来的一样，情绪能量也是如此。越来越多的证据表明，一代人的创伤对后代产生着怎样决定性的影响。

如果你正受到遗传能量的影响，可能会觉得"沉重"或"黑暗"的能量在与你的人生中一直跟随着你，或者可能会看到你的父母和祖父母正在与你相似的挑战中挣扎。大多数人身上都有遗传能量，但在我看来，这种现象在大屠杀幸存者这类具有重能量血统的家庭中更普遍，比如在我自己的家庭中。如果你与遗传能量的想法产生共鸣，那是值得探索下去的。

当我自己的大多数祖先在大屠杀中丧生时，我的祖父母和我的大伯（当时是个小男孩）都幸存下来了。在他们每个人身上，创伤都有不同方式的表现。尽管我父亲是在战争结束几年后才出生的，但他一辈子都在与压力抗争。当我意识到我的家人所经历事情的严重性时，我开始研究世代创伤的影响。我确实认为处理遗传能量是我自己痊愈的一个重要部分。

重要的是要知道代际能量是非常非常普遍的。我想我们这一辈子都不可能摆脱它们。血统是我们的一部分，就像我们从祖先那里得到了许多好的品质和可能的正能量一样，我们也可能最终得到了一些我们不想要的东西。没有理由为此对你的家人生气。只需专注地释放它，这样你就可以继续前进。处理代际能量时真正有趣的部分是，我相信这些能量一直在传递，直到它们接触到一个已经进化并有足够意识的能够清除它们的人。你就是那个人！这是你打破家族模式的一个多好的机会呀！

## 如何清除遗传能量

完成遗传能量处理工作与解决你自己的能量问题所用的技法是一样的。万岁！因为你已经完全了解它们了！唯一的区别是，我们关注的并非源自我们自己生活的能量。

你在清除遗传或代际能量时所做的事情与你在清除自己的能量时所做的事情没有任何的不同，因为本质上它现在就是你的能量。你唯一需要做的就是把它当作遗传能量"呼叫出来"，这样，你的潜意识就知道该如何帮助你进行清理。我将这句话纳入到了如何清理的操作指南中。

这里有一些关于清除遗传能量的通用建议，但你也可以找到自己的方法来实现目标。像往常一样，自由地进行肌肉测试，确定哪些技法对你最有利。

## 用胸腺测试与叩击技法释放被堵塞的情绪

◎ 释放被堵塞的遗传情绪需要做的，与释放被堵塞的常规情绪时所做的相同，但是要把被堵塞的遗传性情绪呼唤出来，可以是在你用肌肉测试法从列表中寻找要释放的情绪时大声说出来，也可以是在内心坚持要寻找到遗传性情绪。

## 用情绪释放技法或脉轮叩击技法清除未处理经历

找出未处理经历的一种方法是利用你对家庭历史的了解。你听说过的事情中哪些是你认为的创伤性故事？什么东西可能遗传给了你？

◎ 识别遗传能量：肌肉测试总是有助于识别那些释放后对人体有益的遗传能量。为此，你可以问一系列问题：

◆ 我是否有导致焦虑的被堵塞的遗传情绪？如果有，请遵循以下说明。

◆ 我是否有导致焦虑的未处理的遗传经历？在这里，你要问的是，经历（及其能量）是否是祖先遗传给你的。如果你得到的答案是"是"，接下来确定它来自你哪一边的祖先—— 母亲或父亲那边。一旦通过肌肉测试确定了这一点，就好好想想或做一些家庭研究，了解一些可能仍停留在你祖系中的家庭经历（例如，经历与车祸相关的抑郁、失去家里的一个孩子等）。如果你不能确定具体的经历，不要担心。你可以使用下面概述的一般方法和清除技法，或者用我为此创建的叩击情况说明（你可以在附录中找到这个情况说明）。

💿 清除一般性遗传能量：即使你不知道是哪种遗传能量正在影响着你，你仍然可以清除它。这是你在治疗过程中要一直重复的事情，而非仅仅做一次就抛诸脑后。用清除技法来清除不再起作用的遗传能量，输入"让我可以继续前进"。

💿 清除从祖先身上遗传来的任何未处理经历，就像清除你自己未处理经历时所做的一样，但要结合"我祖先的经验"这个短语。例如，可以在情况说明的第一部分这样说，即使我一直携带着从我祖先那里遗传的这种经历 …… 可以用一些潜意识里的措辞，因为你可能没有具体的细节可以使用（但是你的潜意识有）。

## 用清除法改变有害观念

如果能识别出家人似乎拥有的信息或观念，就可以用清除技法将它清除出去。如果想用肌肉测试，那就问：我是否有一个遗传来的有害观念正在导致焦虑？如果是，试着确定这个观念是什么。实际上这是一个非常有趣的过程！想想家人所说的话，那也许就是他们的观念，但事实并非如此。比如说："钱不会长在树上"，"没有痛苦、没有收获"和"生活是不公平的"。我将在下面解释清理过程。肌肉测试在这个测试中是可选项，因为大多数人可以用他们头脑中的意识想出许多观念来加以处理。

○ 通过修改情况说明的第一部分来改变遗传来的有害观念，即使
我有这种遗传来的观念，即_____，但是我_____。

**其他：**

○ 用清除技法清除不再起作用的遗传能量，输入可以摆脱家族的
过去、继续前进的能量。

**有用的叩击用情况说明：**

○ 用释放遗传能量叩击情况说明（见附录）。


## 焦虑的其他诱因

几乎任何事情都可能引发焦虑，这就意味着，谢天谢地，清除这
些事情可以产生积极的影响。通常，如果看看开始感觉不好的时候发
生了什么，我们就可以找到一些重要的触发因素，然后清除它们。大
多数焦虑的人都会看到一些显而易见的事情，比如有人让他们不安，
或者在什么情况下他们会感到恐惧或不安，事实上，很多事情都有可
能触发我们的焦虑。以下是我一直认为可能对释放情绪工作有用的建
议。接下来，我将对它们加以解释，然后告诉你一些具体的方法来直
接清除它们。

## 一天中某个时间

有时候，一天中某个特定时间（早上、下午、晚上，甚至是下午3：00这样一个具体的时间）可能是触发因素。几年前，我意识到我在早上的时候特别沮丧。虽然我一直都不是一个在早晨快乐生活的人，但现在和以前不同了。那时候，我总是一觉醒来就觉得心情沉重而且泪眼蒙眬。然后，到上午11点左右，又会自然而然地完全好起来，变回正常的快乐的自己。由此我以一种全新的方式看待早晨。我意识到，因为我父亲是在早上去世的，所以在一天中的那个时候，我可能仍然会有一些能量被激活。我用肌肉测试询问了我的身体，结果你瞧，它确实影响了我。于是，我清理了以下几点：认为早晨很危险的有害观念，在早晨等待着直到父亲最终去世的未处理经历，以及早晨引发的被堵塞的情绪。

## 季节和天气

我们的记忆与各种各样的事物联系在一起，而季节和天气就是其中的重要部分！想想过去发生的重大事件吧。你还记得某个事件发生时的黑暗天空、云或雪吗？也许还记得接到老板电话通知你要失业了的时候，你正在夏日的阳光下坐在沙滩上感觉很好，或者你只是在某些季节或某些天气情况发生时感到沮丧。无论你对季节或天气有什么消极想法，你都可以清除它们。

# 如何清除与一天中特定时间、季节
# 和天气情况有关的能量

以下是一些通用的治疗方案，用来清除与一天中的特定时间、季节或天气模式有关的能量。

## 用胸腺测试与叩击技法释放被堵塞的情绪

> 释放_____（一天中的特定时间、季节或天气情况）所触发或激活的被堵塞的情绪。

## 用情绪释放技法或脉轮叩击技法清除未处理的经验

如果过去某件令人不安的事情所发生的季节、当天的具体时间或天气情况与当前正在影响你的事情的情况如出一辙，将它清除掉。例如，如果你记得每天晚上睡觉后父母吵架的声音，那么夜间可能是一天中仍有能量滞留的时间。如果曾在晴朗的夏天失业，可能会有与夏天相关的问题。

## 用清除法改变有害观念

> 清除这个观念，即_____（一天中的时间、季节或天气情况）对我来说是危险的。

## 其他

➡ 用清除技法清除有关＿＿＿＿＿（一天中的时间、季节或天气）的任何负能量并输入新观念，即＿＿＿＿＿（一天中的时间、季节或天气）对我来说是正能量的。

## 有用的叩击情况说明

➡ 用附录中明确的负能量反应叩击情况说明，并修改措辞以满足具体清理需求。

现在你有了一套新清理方案，可以用来做进一步的清理工作。如果运用这些想法，我相信你会想出更多对治疗有益的想法。天空才是真正的极限！

通过学习和运用我的能量治疗法来处理焦虑，你将比刚开始的时候更有能力。虽然焦虑似乎总是完全超出控制，但你现在明白了，这不一定是你的。没有所谓正确的方法来治愈焦虑，但我向你保证，确保你自己是治疗的一个组成部分是绝对必要的。

不要被书中浩瀚的内容所吓倒。记住，像婴儿学步一样每天慢慢练习几分钟，或者仅仅运用最能与之产生共鸣的几种技法，都足以改变你的生活。你自己就可以改变你的生活。虽然我不能说这总是容易的，但这是可能的，是值得的。你是值得的。快乐地疗愈，我的新朋友。你能做到。

附录

# 叩击情况说明

　　成功治愈的部分秘诀在于设置的情况说明要表达自己的真实感觉和想法。我希望下面的叩击情况说明能为你提供一个很好的起点，并帮助你获得新的思路来治愈自己的焦虑。为了使这些情况说明发挥最大的效果，可以根据你自己的具体情况修改成你需要的任何短语。

　　你需要重复使用这些情况说明若干次，随时检测并查看你的感受，然后根据需要进行重复。正如第五章提到的，第一次学习使用情绪释放技法的时候，仅仅进行一到两轮的叩击不太可能会有很大的效果。所以，你可以根据情况说明一遍又一遍地进行叩击练习，如果有自己的想法，一定要把这些短语结合起来。

　　如果你确定与这些情况说明中的一个或多个有共鸣，你甚至可以每天多次使用。正如你已经知道的，叩击的关键是保持一致性和持久性！如果这些情况说明有助于你始终如一地进行治疗，那就开始吧。

| 情况说明列表 |
| :---: |
| 清除负能量反应 |
| 释放遗传能量 |
| 缓解治疗过程中的不适 |
| 焦虑，但不知道为什么 |
| 感觉失去控制 |
| 使战斗—逃跑—僵住反应平静下来 |
| 被其他人触发 |

## 叩击哪个点

正如你现在所知道的，情绪释放技法和脉轮叩击技法都是治愈焦虑了不起的技法！具体运用哪个完全取决于你觉得能从哪个技法中得到更好的效果，或者在准备叩击时你觉得哪个技法最吸引你。通常来说，两种技法我都会用。我会交替运用这两种技法 —— 用情绪释放技法在各叩击点叩击几遍，然后用轮脉轮叩击技法叩击几遍。

还记得情绪释放技法练习中学到的合点（在手背上）吗？如果你现在对情绪释放技法已经相当满意了，可以多多地叩击这个点，看看会有什么感觉。同样地，我确实是这么做的，但我这样做的时候，更多的是出于直觉，而不是刻意地保持一致性。

提醒一下，在轻叩合点的时候，你其实是在通过这种日常练习帮助身体进一步释放创伤，并通过眼球运动吸引大脑的左、右半球来共同治愈焦虑。继续轻叩手背上的这个叩击点，同时配合以下动作：

闭上眼睛，睁开眼睛，向下看，然后向右看（保持头部不动）；

向下看，然后向左看（保持头部不动）；视线向前，眼睛转一大圈，然后在往反方向转一大圈，哼几秒钟的歌（发出任何声音都可以！），大声地快速数到 5（1，2，3，4，5），然后再哼几秒钟歌。

## 如何使用叩击情况说明

无论选择的是情绪释放技法还是脉轮叩击技法，使用情况说明的步骤都是一样的。

◎ 首先，进行情况说明，同时不断叩击手刀点。可以从我建议的预设情况说明中选择 1 个，并重复 3 次；也可以用我提供的所有 3 个预设情况说明，每句分别使用 1 次。

◎ 接下来，逐步叩击"其余要点"，多做几轮（直到你感觉好一些）。轻叩"其余要点"时，可以使用情绪释放技法或脉轮叩击技法，继续在说出情况说明的同时叩击，按照从头顶到手刀点的顺序进行。我没有在情况说明中注明应该在叩击什么点时说什么特殊的短语。相反，我列出了所有要点的建议短语，这样你就只要简单地按顺序叩击它们就好了。

◎ 最后，以积极的叩击结束本次治疗。只有在准备结束本次治疗，下次再继续的时候才应该进行一轮积极的叩击。对于这轮积极的叩击，至少应该做一轮（或一遍，而且所有的叩击点都要叩到）。

# 情况说明：清除负能量反应

记住，焦虑可能是由每天接触到的普通事物的负面影响引起的。如果能知道什么时候会感到焦虑，就可以解读出周围的能量在其中扮演的角色。这个叩击情况说明对于处理和平息这些影响非常有帮助。如果一直按照叩击脚本进行操作，就可以打破长期的或强烈的影响。

## 第1步：在叩击手刀点的同时使用预设的情况说明

以情况说明作为开始，同时连续叩击手刀点，可以从下面的建议中选择1句，然后连说3遍；也可以3句都说，每句说1遍。

即使我对＿＿＿＿＿＿＿＿＿＿有这种反应，我还是选择改变这个模式。

即使我的身体还不能控制＿＿＿＿＿＿＿＿＿＿，我还是没事的。

即使我的身体不喜欢＿＿＿＿＿＿＿＿＿＿，释放这些能量也是安全的。

## 第2步：叩击其他各点

接下来，继续在进行情况说明的同时，用情绪释放技法或脉轮叩击技法逐次叩击其他各点，从头顶一直到手刀点。尽量多做几遍，直到你感觉更好一些。

我已经给出了一些短语供你使用，你也可以用自己的话语。我建议每个叩击点用一个短语，一遍又一遍地使用列表中的短语，直到你准备结束本次叩击。

我的身体不喜欢＿＿＿＿＿＿＿＿＿＿。

我的身体真的很害怕＿＿＿＿＿＿＿＿＿＿。

出于某种原因，我的身体不喜欢＿＿＿＿＿＿＿＿＿＿。

这是对＿＿＿＿＿＿＿＿＿＿的强烈反应。

我的身体知道这个＿＿＿＿＿＿＿＿＿＿很可怕！

这个＿＿＿＿＿＿＿＿＿＿对我很危险。

我的身体无法控制＿＿＿＿＿＿＿＿＿＿。

对＿＿＿＿＿＿＿＿＿＿的强烈反应。

我的身体不喜欢＿＿＿＿＿＿＿＿＿＿。

我的身体真的很害怕＿＿＿＿＿＿＿＿＿＿。

出于某种原因，我的身体不喜欢＿＿＿＿＿＿＿＿＿＿。

我对＿＿＿＿＿＿＿＿＿＿的反应是这么的强烈。

我的身体好像不能控制＿＿＿＿＿＿＿＿＿＿。

## 第3步：做最后一个回合的积极叩击

感觉好一些之后，花1分钟做最后一个回合的积极叩击（或者，逐个叩击所有的叩击点）。

我已经准备好和＿＿＿＿＿＿＿＿＿＿做朋友了。

我现在完全可以和＿＿＿＿＿＿＿在一起了。

我的身体现在可以在＿＿＿＿＿＿＿情况下放松了。

我愿意创造一个新的模式。

现在一切都可以好起来了。

我现在可以轻松处理＿＿＿＿＿＿＿了。

我没事了。

面对＿＿＿＿＿＿＿时，我可以感到轻松了。

是该放松的时候了。

我可以很好。

我和＿＿＿＿＿＿＿现在可以共存了。

我在＿＿＿＿＿＿＿周围很安全。

我没事。

在清除了负能量反应之后，重要的是要知道它们是否真的已经被彻底清除了。确认治疗已经完成的最好方法是再次进行肌肉测试。我通常使用的测试语句是："＿＿＿＿＿＿＿现在对我来说是100% 安全的。"一旦你从身体中得到"是"的反应，这个人、这个地方或这件事情就再也不会对你产生负面影响。如果可能的话，最好是等 24 小时之后再去接触负反应能量源，这样做是有好处的。

另外，我得提醒你，再次接触反应能量源时，建议你在接触前后，都用情绪释放技法叩击相应穴位大约 1 分钟。什么都不用说，只要在接触能量源的时候轻叩这些穴位，可以帮助强化身体的平静和平衡状态。

注意：再次提醒，这个练习是为了清除负能量反应。过敏是一种医学症状。在处理任何类型的反应时，请参考常识并谨慎对待，不要依赖此法来保证你的身体健康或生命安全。

## 情况说明：释放遗传能量

遗传能量或代际能量可以是任何类型的情绪包袱，是从祖先那里一代一代遗传到你这里的。从技法上讲，虽然它不是源于你的身体里的"你的"东西，但仍可对你产生很大影响。这个情况说明是释放遗传能量的一个很好的方法，即使你不知道它来自哪里或来自哪个人；或者更确切地说，不知道它是什么。

### 第 1 步：说出情况说明的同时轻叩手刀点

开始，先说出预设的情况说明，同时连续轻叩手刀点。你可以从下面的建议中选择 1 句，然后连说 3 遍；你也可以 3 句都说，每句说1 遍。

即使我的身体中有这种遗传能量，我还是选择释放它。
即使我一直携带着我祖先的能量，也是时候放手了。
即使我可能有导致焦虑的遗传能量，但我已经准备好继续前进。

## 第 2 步：逐次轻叩其他各点

接下来，继续在进行情况说明的同时，使用情绪释放技法或脉轮叩击技法逐次叩击其他各点，从头顶一直到手刀点。尽量多做几轮，直到你感觉更好一些。

我已经给出了一些短语供你使用，你也可以用自己的话语。我建议每个叩击点用一个短语，一遍又一遍地使用列表中的短语，直到你准备结束本次叩击。

我的身体里有这股不属于我的旧能量。

我的身体正受到这种遗传性焦虑的影响。

出于某种原因，我的身体一直携带着祖先的能量。

这种遗传性焦虑可能导致我的焦虑。

它可能很难让我感到安全。

这些能量甚至不是我的。

这些遗传能量卡在了我的身体里。

这些能量不再为我服务。

我的身体再也不需要承受这种世代遗传的焦虑了。

我的身体已经承受了这么久了。

我身体里的这些遗传能量，它们甚至不是我的。

### 第3步：做最后一个回合的积极叩击

感觉好一些之后，花1分钟做最后一个回合的积极叩击（或者，逐个叩击所有的叩击点）。

我很荣幸我的身体里有这种遗传能量。

我现在准备放手了。

我正在为我的家人接受治疗。

现在我可以治愈这些旧的能量。

我可以前进了。

该放手了。

我准备好放手了。

现在是我痊愈的时候了。

我已经摆脱了旧的能量。

现在我的家人也自由了。

我代表我们所有人治愈了。

我正在治愈。

我现在没事了。


## 情况说明：缓解处理过程中的不适

记住，在清除能量治疗期间以及之后，你的能量一直在流动，并且重新恢复平衡。你可能还记得，我们称这段时间为"处理"期。你的身体及其能量场——其范围远远超出了你实际的身体大小，只是在经历一个调整过程。不是每个人都会觉得这些转变不舒服，有的人甚至完全感觉不到这种转变。无论如何，如果你的确能感觉到这种转变，我已经给你提供了一个叩击情况说明。此外，做一些接地、多喝水，这都是有所帮助的，因为不接地或脱水会使你的身体能量难以调整。做完能量大清理之后，你应该休息一天左右，或者等到你的身体有所好转。

## 第 1 步：说出情况说明的同时叩击手刀点

开始，先说出预设的情况说明，同时连续轻叩手刀点。你可以从下面的建议中选择 1 句，然后连说 3 遍；你也可以 3 句都说，每句说 1 遍。

即使我现在感觉更糟，我还是选择让这种能量在我身体里流动。

即使我感觉_____(解释一下你的感觉)，无论如何，我也不会有事的。

即使我现在感觉不好，我也可以好起来的。

## 第 2 步：逐次轻叩其他各点

接下来，继续在进行情况说明的同时逐次叩击其他各点，从头顶一直到手刀点。尽量多做几遍，直到你感觉更好一些。

　　我已经给出了一些短语供你使用，你也可以用自己的话语。我建议每个叩击点用一个短语，一遍又一遍地使用列表中的短语，直到你准备结束本次叩击。

　　**注意**：为了减轻处理过程中的不适，你必须准确地解释你这时候的感受。你的表述一定要做到明确具体，你可以通过轻叩各个叩击点来自由地"发泄"你自己对感受的描述，即使它们偏离了这个情况说明。

　　我感觉如此的＿＿＿＿＿（描述你的情绪或身体症状）。

　　我只是感觉不对。

　　我在我的＿＿＿＿＿感到这种不适。

　　感觉很＿＿＿＿＿（绝望？疲倦？奇怪？等等）。

　　我感觉所有这些旧的情绪都在移动。

　　太多这样的东西卡得太久了。

　　我的身体真的感觉到了转变。

　　感觉一点都不好。

　　这让我感觉＿＿＿＿＿（焦虑？沮丧？等等）。

　　这种处理让我感觉＿＿＿＿＿。

　　我希望这个很快就会消失。

　　我不知道该怎么办。

　　我感觉＿＿＿＿＿。

## 第3步：做最后一个回合的积极叩击

感觉好一些之后，花1分钟做最后一个回合的积极叩击（或者，逐个叩击所有的叩击点）。

我可以让这种能量在我体内流动。

我可以轻松地处理。

对我来说，处理会变得越来越容易。

我的身体已经把能量转移出去了。

从此后只会变得更好。

所有的旧能量都离开了我的能量场。

我只是因为这个感觉不好了。

我可以轻松处理。

我现在没事了。

我的身体现在可以放松了。

## 情况说明：焦虑但不知道为什么

当我们真正感到焦虑时，很难集中精力做任何事情来让自己感觉更好。当你心烦意乱，不想做更深入的工作来解决被堵塞的情绪、未处理经历和有害观念时，这个叩击情况说明是理想的方案。这个情况说明将帮助你转移足够的能量，然后就能够运用你在书中学到的基本方法。

## 第1步：说出情况说明的同时叩击手刀点

开始，先说出预设的情况说明，同时连续轻叩手刀点。你可以从下面的建议中选择1句，然后连说3遍；你也可以3句都说，每句说1遍。

即使我主要是在我的_____（描述你的身体感觉，如果你感觉到它在那里的话）感觉到_____（解释你的感觉），我现在可以放松了。

尽管我感到如此不安和可怕，但我现在可以放手了。

尽管我可能对_____（看看你是否能识别出触发你焦虑的东西）感到焦虑，但我还是选择释放它。

## 第2步：逐次轻叩其他各点

接下来，继续在进行情况说明的同时，使用情绪释放技法或脉轮叩击技法逐次叩击其他各点，从头顶一直到手刀点。尽量多做几轮，直到你感觉更好一些。

我已经给出了一些短语供你使用，你也可以用自己的话语。我建议每个叩击点用一个短语，一遍又一遍地使用列表中的短语，直到你准备结束本次叩击。

我只是不能放松。

感觉有些"不在线"。

我在_____（身体的一部分）感觉到了它。

我甚至不知道是什么让我心烦意乱。

我不知道该怎么办。

我只是一直在想_____。

这让我很焦虑。

我厌倦了这种感觉。

我感觉如此的_____。

感觉情况不在我的控制范围之内。

我讨厌我不知道自己为什么会有这样的感觉。

我感觉如此的_____。

这种焦虑把我控制了。

## 第3步：做最后一个回合的积极叩击

感觉好一些之后，花1分钟做最后一个回合的积极叩击（或者，逐个叩击所有的叩击点）。

我可以让这种能量从我身体里移出去。

我的身体已经把能量转移出去了。

所有的旧能量都将离开我的能量场。

我现在准备好放手了。

我现在可以放松了。

我现在可以冷静了。

我正在释放旧的能量。

一切都可会好的。

放松……

现在放松是安全的。

我现在没事了。

一切都好。

我很安全。


## 情况说明：感觉失控

我们很多人从小就相信，如果能"控制"一切，一切都会好起来。如果很难摆脱控制并且因此感到焦虑时，这个轻叩用的情况说明是很好的。

### 第1步：说出预设情况说明的同时叩击手刀点

开始，先说出预设的情况说明，同时连续轻叩手刀点。你可以从下面的建议中选择1句，然后连说3遍；你也可以3句都说，每句说1遍。

即使我感觉失控_____（添加任何你能添加的细节），主要是在我的_____（描述你身体的感觉，如果你感觉到的话），无论如何，我还是可以没事的。

即使我感到如此不安和失控，无论如何，我还是可以没事的。

即使当我不能控制_____之类事情的时候我会感到焦虑（举个例子说明自己想到了什么样的事情），无论如何，我还是可以没事的。

## 第2步：逐次轻叩其他各点

接下来，继续在进行情况说明的同时，使用情绪释放技法或脉轮叩击技法逐次叩击其他各点，从头顶一直到手刀点。尽量多做几轮，直到你感觉更好一些。

我已经给出了一些短语供你使用，你也可以用自己的话语。我建议每个叩击点用一个短语，一遍又一遍地使用列表中的短语，直到你准备结束本次叩击。

我需要控制自己。

我觉得自己太失控了。

我感觉它在我的_____（写出身体某部分的名称）。

如果我能控制，我会感觉更好。

我不知道该怎么办。

我只是觉得如果我不能控制局面，那么_____就会发生。

失控让我感觉如此焦虑。

我觉得不安全（如果你愿意的话，你可以用更符合你当前情况的词语来代替）。

我觉得很无助（如果你愿意的话，你可以用更符合你当前情况的词语来代替）。

不能做出任何改变使我感觉很糟糕。

我只想控制。

我怕如果不能控制，那么_____就会发生

我感到非常害怕。

## 第3步：做最后一个回合的积极叩击

感觉好一些之后，花1分钟做最后一个回合的积极叩击（或者，逐个叩击所有的叩击点）。

我现在准备好了，可以好起来了。

我可以放松，即使我不能控制局面。

我现在也可以平静下来。

我会没事的。

我可以放手。

放手……

我很安全。

无论发生什么，我一切都好。

我现在能放松。

无论发生什么，我都没事。

该是放松的时候了。

# 情况说明：使战斗—逃跑—僵住反应平静下来

正如你在第一章和第二章所学到的，战斗—逃跑—僵住反应是诱发焦虑的巨大因素，导致你的身体处于一种反常状态。这个叩击情况说明处理身体中的战斗—逃跑—僵住反应，以帮助你平静下来并治愈焦虑。

## 第 1 步：说出情况说明的同时叩击手刀点

开始，先说出预设的情况说明，同时连续轻叩手刀点。你可以从下面的建议中选择 1 句，然后连说 3 遍；你也可以 3 句都说，每句说 1 遍。

即使我现在感觉受到触发_____（如果可以的话，详细解释你的感受），感觉就像_____（如果你身体里有感觉的话，描述你身体里的感觉是怎样的），我还是选择冷静下来。

即使我感觉如此_____（恐慌、出汗等），无论如何，我也会没事的。

即使我知道我的战斗—逃跑—僵住反应被触发了，我还是允许我的身体现在平静下来。

## 第 2 步：逐次轻叩其他各点

接下来，继续在进行情况说明的同时，使用情绪释放技法或脉轮叩击技法逐次叩击其他各点，从头顶一直到手刀点。尽量多做几遍，直到你感觉更好一些。

我已经给出了一些短语供你使用，你也可以用自己的话语。我建议每个叩击点用一个短语，一遍又一遍地使用列表中的短语，直到你准备结束本次叩击。

我只是觉得被触发了（如果你能辨别出另一种情绪，比如恐惧，等等，那就更棒啦！）。

我感觉到＿＿＿＿＿＿＿＿＿＿（颤抖、紧张等）。

我感觉到它在我的＿＿＿＿＿＿＿＿＿＿（身体的名字部分）。

我不确定发生了什么（如果你确定的话，就说"我认为是＿＿＿＿＿＿＿＿＿＿触发了我"）。

我的身体现在很烦躁。

我一直在想＿＿＿＿＿＿＿＿＿＿。

这让我很焦虑。

这让我想起了我＿＿＿＿＿＿＿＿＿＿时候。

我以前觉得如此的＿＿＿＿＿＿＿＿＿＿。

我感觉＿＿＿＿＿＿＿＿＿＿。

所有焦虑都在我的身体里。

我的身体陷入了反常的状态。

很难平静下来。

## 第3步：做最后一个回合的积极叩击

感觉好一些之后，花1分钟做最后一个回合的积极叩击（或者，逐个叩击所有的叩击点）。

我已经准备好冷静了。

我现在可以放松了。

我的身体现在可以平静下来了。

我正在释放那种旧能量。

一切都会好的。

放松……

现在放松是安全的。

我现在没事了。

一切都好。

我很安全。

让我的身体放松是没关系的。

我很安全。

我很安全。

# 情况说明：被他人触发

别人激发我们是很常见的（也是很容易的），尤其是因为我们在生活中无法控制别人。这个情况说明是释放能量的一个很好的方法，当你爱的人或者你不认识的人激发你时，情况尤其如此。

## 第 1 步：说出情况说明的同时叩击手刀点

开始，先说出预设的情况说明，同时连续轻叩手刀点。你可以从下面的建议中选择 1 句，然后连说 3 遍；你也可以 3 句都说，每句说 1 遍。

即使我感觉受到_____（如果适用的话，请插入某个人的名字或对该人群进行描述；例如"我的家人"或"社交媒体上所有快乐的人"）的极大触发，而且感觉_____（描述你可能的感觉，也许是被忽视或者生气等），我还是选择让自己的能量系统平静下来。

即使我因为_____（描述一下为什么你认为你被触发了）感到如此_____（悲伤、沮丧等），无论如何，我还是可以没事的。

即使我受到了这样的触发，我还是允许自己的身体现在平静下来。

## 第 2 步：逐次轻叩其他各点

接下来，继续在进行情况说明的同时，使用情绪释放技法或脉轮叩击技法逐次叩击其他各点，从头顶一直到手刀点。尽量多做几圈，直到你感觉更好一些。

我已经给出了一些短语供你使用，你也可以用自己的话语。我建

议每个叩击点用一个短语，一遍又一遍地使用列表中的短语，直到你
准备结束本次叩击。

我只是觉得被触发了，因为_____（你为什么认为它是这样
影响你的？）。

我感觉到它在我的_____（如果有的话，描述一下你在身体
的哪个部位感觉到它）。

我是如此的_____（描述一下你的感受）。

当其他人_____（无视我的感受；无视我；不要让我说话）
时，我会很沮丧。

我的身体刚刚就是这样被触发了。

我担心_____（我永远不会平静下来，所以我会永远生我自
己的气，等等）。

它让我如此焦虑。

这让我想起了我_____的时候。

我曾觉得如此的_____。

我感觉_____。

所有这些焦虑都是因为_____（某人的名字或对某个群体）
触发了我。

我的身体对此的反应真的很异常。

很难放手。

## 第3步：做最后一个回合的积极叩击

感觉好一些之后，花1分钟做最后一个回合的积极叩击（或者，逐个叩击所有的叩击点）。

我准备好释放了。

即使＿＿＿＿＿＿（陈述最坏的情况，如"鲍勃永远不会原谅我"），我也可以放松。

我的身体现在可以放松了。

我要释放所有的肾上腺素。

无论如何，我相信我会没事的。

放松……

没关系。

不管怎样，我都没问题。

放松……

如果我与别人的关系不完美，那也没关系。

无论如何，我会没事的。

一切都很好。

我很安全。

## 情况说明：我太敏感了

如果你对能量敏感，你可能会发现你感觉自己的右边、左边和中心都受到了激发。这真的会让人沮丧和郁闷。但我保证，完成本书中的所有工作后，你的能量系统将变得比以往任何时候都强大。如果你比周围的人似乎更能强烈地感受到情绪的波动，你可能是个对能量敏感的人。经常使用这个情况说明，将有助于减少周围世界对你的影响，从而更多地集中在自己奇妙的能量场中。

## 第1步：说出情况说明的同时叩击手刀点

开始，先说出预设的情况说明，同时连续轻叩手刀点。你可以从下面的建议中选择1句，然后连说3遍；你也可以3句都说，每句说1遍。

尽管有时候我觉得自己就像是周围世界里的一块海绵，但我还是选择让自己的能量重新平静下来。

尽管我觉得自己被一些事情抛到了九霄云外，似乎无法掌控生活，但我还是选择改变这种模式。

即使我是如此敏感，我也允许我的身体感觉自己很强壮而且是注意力的焦点。

## 第2步：逐次轻叩其他各点

接下来，使用情绪释放技法或脉轮叩击技法，继续在说出情况说明的同时逐次叩击其他各点，从头顶一直到手刀点。尽量多做几圈，直到你感觉更好一些。

　　我已经给出了一些短语供你使用，你也可以用自己的话语。我建议每个叩击点用一个短语，一遍又一遍地使用列表中的短语，直到你准备结束本次叩击。

我觉得很敏感。

我觉得别人都能很容易地处理事情。

为什么是我？

有时候，我觉得自己就像是世界的海绵。

也许我的身体有一个习惯，把一切都带上。

我想让自己感觉更引人注目，更受保护。

它让我如此渴望像这样敏感。

我的身体模式把一切都背负上了。

这是能量敏感性。

我觉得很敏感。

不管发生什么，我希望我能感觉到强壮和稳定。

我的身体真的被周围的世界震撼了。

很难留在我自己的能量场里。

## 第3步：做最后一个回合的积极叩击

　　感觉好一些之后，花1分钟做最后一个回合的积极叩击（或者，逐个叩击所有的叩击点）。

我能感觉到强壮和脚踏实地。

即使我感觉到了一切，我也不必全部肩负。

我可以拥有一个受保护的能量场。

我很坚强，受到保护。

我可以学会只接受我自己的东西。

我很有弹性。

我是安全的。

无论如何，我都没事。

感觉受到保护……

我是安全的。

我可以很好。

一切都很好。

我很安全。

# 讨论题

———

1. 有没有什么方法可以让焦虑服务于你？克服焦虑后，你会想念焦虑的什么地方呢？（这些问题需要很长时间才有勇气如实回答。）

2. 如果把与焦虑抗争的旅程作为一本书来描述，你会用什么作书名？

3. 书中哪些地方让你感到"啊哈"？为什么？

4. 书中有哪些地方是你不同意或没有共鸣的？为什么？

5. 你想把书中哪些文字写到便签上，然后贴在桌上或床头？

6. 这本书是否改变了你对焦虑治愈的看法，或者只是确认了你已经相信或知道的东西？

7. 书中哪些问题是你思考最多的？

8. 你最喜欢哪种技法，或者哪种技法让你觉得最有力量？为什么？

9. 在你认识的人当中，谁是你明知道不会读这本书，却还是最想让他／她来读？为什么他们不会读？而你为什么认为他们应该去读？

10. 你最有可能将书中哪部分内容或哪种技巧教给你爱的人?你最
    想和谁分享,为什么?

11. 如果能向艾米提一个问题,你会问什么?

12. 如果早点读到这本书,你认为它会改变你的人生道路吗?

艾米喜欢和读者谈论她的书和工作。如果你是某个读书俱乐部或其
他正在共同阅读本书的读者,可以通过艾米的网站(www.amybscher.
com)与她联系,安排一次当面访问或 Skype 访问,交流书中内容与
技巧。